Hofele
Richtig einkaufen bei
Laktose-Intoleranz

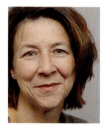

Karin Hofele ist Diplom-Oecotrophologin mit Studium an der Technischen Universität München. Nach mehrjähriger Beratungstätigkeit in ihrem Fachgebiet Ernährung arbeitet sie heute als freie Journalistin und Buchautorin mit den Themen Ernährung und Gesundheit.

Dipl. oec. troph. Karin Hofele

Richtig einkaufen bei
Laktose-Intoleranz

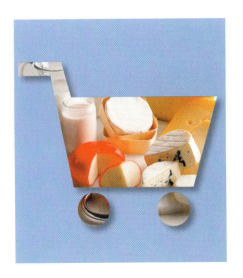

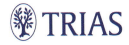

Ihr Einkaufsführer: handlich, sicher, gut

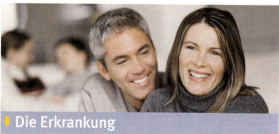

Die Erkrankung

Liebe Leserin, lieber Leser	9
Diagnose: Laktose-Intoleranz	12
– Ein Enzym fehlt	12
– Unterschiedliche Beschwerden	14
– Diagnose sichern	16
– Was kann man tun?	22
Ernährungs-Tipps	24
– Milch und Milchprodukte	24
– Soja und Co.	27
– Laktose in Fertignahrungsmitteln	28
– Kalziumversorgung – ein Problem?	28
Richtig einkaufen	30
– Ein Blick aufs Etikett	30
– Wo einkaufen?	33

Inhalt ▶

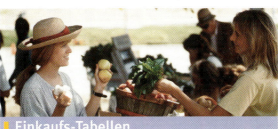

Einkaufs-Tabellen

Zu den Tabellen	36
Milch & Co.	38
– Milch und Milchprodukte	38
– Laktosefreie Milchprodukte	39
– Käse	39
– Milchersatzprodukte	41
Fleisch, Wurst & Co.	42
– Fleisch und Innereien	42
– Fleisch- und Wurstwaren	42
Aus Meer und Fluss	46
– Fische, Krebse, Muscheln	46
– Fischprodukte	46
Fette, Öle und Eier	47
– Fette und Öle	47
– Eier	48
Getreide und was daraus gemacht wird	49
– Getreide, Flocken und Mehl	49
– Brot und Brötchen	50
– Müsli	51
– Teigwaren	52

Ihr Einkaufsführer: handlich, sicher, gut

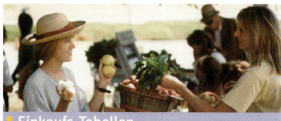

Einkaufs-Tabellen

- **Frisch und knackig**   53
  - Obst, Obstprodukte, Trockenfrüchte   53
  - Gemüse, Gemüseprodukte, Kräuter, Pilze und Hülsenfrüchte   53
  - Kartoffeln und Kartoffelprodukte   55
- **Nüsse und Samen**   55
- **Fleischersatzprodukte, besondere vegetarische Lebensmittel**   56
- **Für Schleckermäuler**   56
  - Kuchen, Fertig-Teige   56
  - Kekse und Kleingebäck   58
  - Riegel und Fruchtschnitten   59
  - Süßigkeiten   60
  - Desserts   62
  - Eis   63
- **Zum Kochen und Verfeinern**   64
  - Gewürze und Würzmittel   64
  - Süßungsmittel   66
  - Diverse Koch- und Backzutaten   66

Inhalt ▶

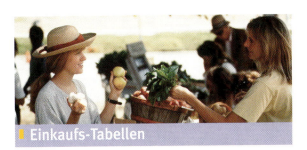

Einkaufs-Tabellen

Für die schnelle Küche 67
- Suppen 67
- Saucen, Dips und Dressings 69
- Fertigprodukte und Halbfertigprodukte 71
- Herzhafte Brotaufstriche und Feinkostsalate 74
- Süße Brotaufstriche 76

Durstlöscher 77
- Alkoholfreie Getränke 77
- Alkoholische Getränke 78

Fürs Frühstück 79

Unterwegs und zwischendurch 80
- Imbiss und kleine Snacks 80
- Zum Knabbern 81

Restaurant und Kantine 83
- Mit Fleisch und Fisch 83
- Vegetarisch 85

Ihr Einkaufsführer: handlich, sicher, gut

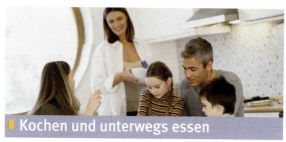

Kochen und unterwegs essen

Außer Haus essen — 88
- Restaurant — 88
- Einladungen — 91
- Unterwegs und zwischendurch — 93
- Bei der Arbeit — 93

Selbst kochen — 97
- Küchentipps für Einsteiger — 97
- Laktosefrei – so geht's — 99
- Schnell gekocht — 104

Anhang — 107
- Adressen und Internetseiten, die weiterhelfen — 107

Liebe Leserin, lieber Leser,

Die Diagnose »Laktose-Intoleranz« hat Sie wahrscheinlich ganz schön getroffen. Denn der nun notwendige Verzicht auf laktosehaltige Produkte ist nicht ganz einfach. Vielleicht ist es ein Trost für Sie, dass der größte Teil der asiatischen und afrikanischen Bevölkerung keine Milch verträgt und ganz gut damit leben kann. Die Lebensmittel-Auswahl ist in der Umstellungsphase sicher nicht ganz einfach. Aber Sie brauchen Ihre Gewohnheiten nicht völlig umzukrempeln. Der Lebensmittelhandel bietet zahlreiche laktosefreie Produkte an. Sie müssen sie nur entdecken.

Häufig wird der Einkauf auf die Schnelle erledigt. Vor allem Berufstätige hetzen nach Feierabend und kurz vor Ladenschluss in den Supermarkt. Da bleibt kaum Zeit, um Lebensmittel in Ruhe auszuwählen. Das sollten Sie jetzt aber tun. Denn Sie müssen das Lebensmittel-Angebot nun kritisch unter die Lupe nehmen. Planen Sie für den Einkauf in den nächsten Wochen etwas mehr Zeit ein und betrachten Sie die einzelnen Lebensmittel und vor allem die Zutatenlisten auf den Etiketten genauer.

Die Lebensmitteltabellen, Tipps und Rezepte in diesem Buch zeigen, dass auch bei einer Milchzuckerunverträglichkeit viel Leckeres auf dem Speiseplan verbleiben kann. Nutzen Sie die Gelegenheit, um Ihre Lebensmittel bewusster auszuwählen. Vielleicht entdecken Sie neue und interessante Produkte und bemerken, dass nicht nur das Essen, sondern auch die Zubereitung Spaß machen kann.

Karin Hofele
im Mai 2006

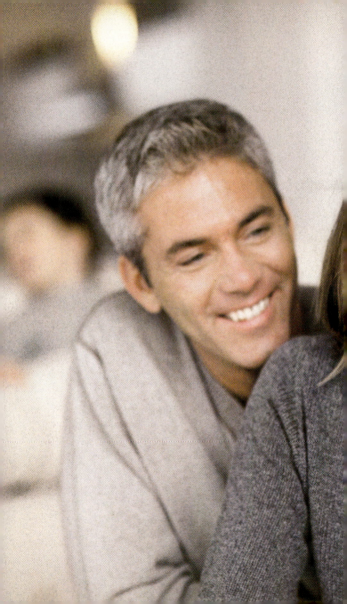

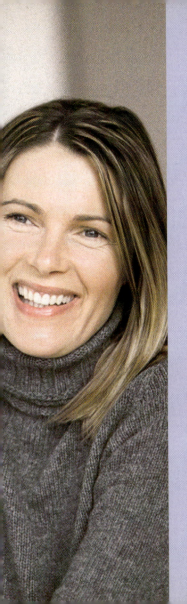

Die Erkrankung

Vielleicht haben Sie gerade erfahren, dass Sie an einer Laktose-Intoleranz leiden. Vielleicht steht die Diagnose noch nicht sicher fest und Sie sind unsicher, ob Sie davon betroffen sind. Auf den folgenden Seiten erfahren Sie, wie es zu einer Laktose-Intoleranz kommt, welche Symptome dabei auftreten können, wie der Arzt die Erkrankung erkennt und wie Ihre Ernährung zukünftig aussehen kann, um die Beschwerden zu lindern.

Diagnose: Laktose-Intoleranz

Milch gilt als gesundes Nahrungsmittel. Aber viele Menschen bekommen davon Bauchschmerzen, Durchfall oder Blähungen. Daran kann der Milchzucker (Laktose) schuld sein. Milchzuckerunverträglichkeit, oder Laktose-Intoleranz, wird in den letzten Jahren immer häufiger festgestellt. Das hat zwei Gründe: Zum einen trinken auch immer mehr Erwachsene Milch in größeren Mengen oder nehmen reichlich Milchprodukte und damit etwa 20 bis 30 Gramm Laktose am Tag zu sich. Zum anderen wird die Erkrankung immer bekannter und dadurch eher diagnostiziert. Doch nicht bei jedem, der unter unklaren Magen- oder Darmbeschwerden leidet, stellt der Arzt auch tatsächlich eine Laktose-Intoleranz fest.

Ein Enzym fehlt

Damit Milchzucker verdaut und als Energiequelle genutzt werden kann, muss er im Dünndarm aufgespalten werden. Dazu wird das Enzym Laktase, in der Fachsprache ß-Galaktosidase genannt, benötigt. Für Säuglinge ist Milch die Hauptnahrungsquelle. Sie können Milch und damit auch Milchzucker meist problemlos verdauen, da ihr Körper genügend Laktase herstellt. Doch schon im Alter von zwei Jahren lässt die Fähigkeit zur Milchverdauung nach, weil die körpereigene Produktion von Laktase geringer wird. Bei manchen Erwachsenen stellt der Körper nur noch ganz wenig oder überhaupt keine Laktase mehr her. Ob ein Mensch auch als Erwachsener Milch vertragen kann oder nicht, ist genetisch bedingt. Dabei ist der genetische »Normalfall«, dass Milch im Erwachsenenalter nicht mehr vertragen wird. Im Laufe der Evolution war es jedoch in bestimmten

Diagnose: Laktose-Intoleranz ▶

DIAGNOSE

Lebensräumen ein Vorteil, Milch auch noch über das Säuglingsalter hinaus verdauen zu können. Dort – dazu gehören zum Beispiel Nord- und Mitteleuropa – ist die Laktase infolge einer Genveränderung auch noch bei Erwachsenen aktiv.

INFO

Kleine Zuckerkunde

Milchzucker (Laktose) ist ein Zweifachzucker, Fachleute sprechen von einem Disaccharid. Er wird vom Enzym Laktase in die beiden Einzelzucker (Monosaccharide) Glukose (Traubenzucker) und Galaktose (Schleimzucker) zerlegt. Der normale Haushaltszucker wird auch Saccharose genannt. Er ist ebenfalls ein Zweifachzucker und besteht aus den Monosacchariden Glukose und Fruktose (Fruchtzucker). Alle Ein- und Zweifachzucker schmecken süß.

Weltweite Unterschiede

Etwa 12 Millionen Menschen leiden in Deutschland an einer Milchzuckerunverträglichkeit, das sind knapp 15 Prozent der Gesamtbevölkerung. In Europa gibt es deutliche Unterschiede zwischen Norden und Süden. Während in Skandinavien nur wenige Menschen als laktoseintolerant gelten, sind auf Sizilien fast 70 Prozent der Bevölkerung betroffen. In Asien oder Afrika können 90, bei manchen Volksstämmen 100 Prozent der erwachsenen Bevölkerung keinen Milchzucker verdauen, obwohl sie als Säuglinge von Milch ernährt werden. In den USA kann bei 80 Prozent der schwarzen Bevölkerung eine Laktose-Intoleranz festgestellt werden, aber nur bei 20 Prozent der weißen Bevölkerung.

Die Erkrankung

Milchzucker wird nicht gespalten

Ist also in der Schleimhaut des Dünndarms zuwenig oder gar keine Laktase vorhanden, kann Milchzucker nicht gespalten werden und gelangt ungespalten in den Dickdarm. Dort dient er dann den Darmbakterien als Nahrung. Sie vergären ihn zu Milchsäure, Essigsäure, Kohlendioxid und Wasserstoff. Die entstehenden Gärgase zeigen sich dann als Blähungen. Milch- und Essigsäure sorgen für kräftige Darmbewegungen und erhöhen so die Anfälligkeit für Durchfälle. Wegen der Gärprodukte ändert sich der osmotische Druck im Darm. Damit dieser wieder normalisiert wird, strömt verstärkt Wasser aus den Zellen in den Darm, was wiederum zu Durchfall führen kann. Auch Bauchschmerzen, Koliken und Völlegefühl können auftreten.

Unterschiedliche Beschwerden

Nicht jeder, bei dem eine Milchzuckerunverträglichkeit festgestellt wird, hat auch entsprechende Beschwerden. Experten schätzen, dass bei der Hälfte der Betroffenen die Symptome so gering ausgeprägt sind, dass sie kaum wahrgenommen werden. Dafür können die Beschwerden bei anderen um so heftiger sein. Aber wiederum nicht jeder, der von Verdauungsstörungen geplagt wird, leidet an einer LaktoseIntoleranz. Wie stark jemand unter der Erkrankung leidet, ist individuell ganz verschieden. Die meisten Symptome betreffen die Verdauungsorgane. Vor allem Durchfall macht vielen zu schaffen. Dabei kann es bereits eine halbe Stunde nach dem Verzehr von Milchprodukten zu starken Durchfällen kommen. Die Symptome halten so lange an, wie sich Milchzucker im Darm befindet. Wenn er den Darm verlassen hat, klingen die Beschwerden ab.

Die häufigsten Symptome

Blähungen, Darmkrämpfe und spontane Durchfälle werden am häufigsten beobachtet. Die Durchfälle können in Anfällen auftreten, wässrig oder schäumend sein und säuerlich riechen. Aber auch das Gegenteil – nämlich Verstopfung – kann vorkommen. Viele Betroffene leiden unter Übelkeit und Erbrechen direkt nach einer laktosehaltigen Mahlzeit, manchmal auch unter verstärktem Aufstoßen.

Unspezifische Beschwerden

Neben den typischen Symptomen, die unmittelbar die Verdauungsorgane betreffen, gibt es noch zahlreiche unspezifische Begleiterscheinungen der Laktose-Intoleranz. Bei diesen wird oft kein Zusammenhang mit Milchzucker vermutet. Dazu zählen zum Beispiel unreine Haut, ständige Müdigkeit, Erschöpfungszustände, Unruhe, depressive Verstimmung, Schlafstörungen oder Kopfschmerzen.

Wie heftig die Beschwerden beim Einzelnen sind, hängt von verschiedenen Faktoren ab. Nicht alle Menschen sind gleich empfindlich. Wo der eine schon Schmerzen verspürt, merkt der andere nur ein leichtes Ziehen. Außerdem hat die allgemeine körperliche und seelische Verfassung einen großen Einfluss darauf, wie stark die Symptome auftreten oder wahrgenommen werden. Eine wichtige Rolle spielt auch die Darmflora, das heißt, mit welchen Bakterien der Darm besiedelt ist. Schließlich hat die Zusammensetzung der Speisen und Getränke Einfluss auf die Art und Stärke der Beschwerden. Die Beschwerden nach dem Verzehr von laktosehaltigen Lebensmitteln sind viel heftiger, wenn diese einzeln verzehrt werden. Werden sie zusammen mit anderen Lebensmitteln aufgenommen, fallen die Beschwerden meist milder aus.

Die Erkrankung

Alle genannten Symptome können, müssen aber nicht auf eine Laktose-Intoleranz hinweisen. Es ist daher sehr wichtig, eine sichere Diagnose zu stellen. Liegt eine Laktose-Intoleranz vor, verringern sich durch den Verzicht auf laktosehaltige Lebensmittel die Beschwerden deutlich, fast immer verschwinden sie sogar ganz.

Langer Leidensweg

In den sechziger Jahren haben Wissenschaftler erstmals über die Erkrankung und die damit verbundenen Symptome berichtet. Aber erst in den letzten Jahren wird der Milchzuckerunverträglickeit mehr Aufmerksamkeit geschenkt. Leider ist sie immer noch nicht ausreichend bekannt. Da die Anzeichen der Krankheit ganz unterschiedlich sein können, dauert es manchmal recht lange, bis die richtige Diagnose gestellt wird. Betroffene haben deshalb oft einen langen Leidensweg hinter sich, bis sie Klarheit haben. Auch heute kennt nur die Hälfte der Betroffenen den Grund für ihre Beschwerden.

Diagnose sichern

Wer bei sich die oben beschriebenen Symptome beobachtet und außerdem feststellt, dass diese besonders nach dem Genuss von Milch oder Milchprodukten auftreten, sollte der Sache nachgehen und einen Arzt aufsuchen. Falls Sie sich mit Ihren Beschwerden vom Arzt nicht ernst genommen fühlen, sollten Sie sich nicht scheuen, einen anderen Arzt aufzusuchen. Holen Sie sich schon in dieser Phase Unterstützung durch eine Selbsthilfegruppe. Dort erfahren Sie in der Regel auch Adressen von Ärzten, die Erfahrung mit Laktose-Intoleranz-Patienten haben.

Diagnose: Laktose-Intoleranz ▶

DIAGNOSE

Ernährungstagebuch führen

Führen Sie ein Ernährungstagebuch, um herauszufinden, ob die Beschwerden wirklich nach dem Verzehr von Milch auftreten. Notieren Sie darin genau, was Sie essen (Lebensmittel oder Getränk und Menge), wann Sie es essen (Uhrzeit), in welcher Situation Sie essen (allein, mit der Familie, schnell zwischendurch usw.) und vor allem wie Sie sich danach (kurz danach, eine halbe und eine ganze Stunde danach) fühlen. Schreiben Sie auch auf, ob Sie unter besonderem Stress stehen oder außergewöhnlichen Aufregungen oder Belastungen ausgesetzt sind. Anhand eines sorgfältig geführten Ernährungstagebuchs lässt sich schon Einiges erkennen. Vielleicht treten die Beschwerden nur auf, wenn

INFO

Allergie oder Intoleranz

Die Laktose-Intoleranz ist keine Allergie. Bei einer Allergie bildet der menschliche Organismus Antikörper gegen bestimmte Stoffe. Sind Antikörper vorhanden, dann reagiert der Organismus mit entsprechenden Symptomen immer dann, wenn dieser Stoff wieder auf ihn einwirkt. Bei einer Intoleranz oder Unverträglichkeit reagiert der menschliche Körper zwar auch – und bisweilen ganz heftig – auf bestimmte Stoffe. Dies geschieht aber ohne Beteiligung des Immunsystems, d.h. es werden keine Antikörper gebildet. Übelkeit, Blähungen, Durchfall, Verstopfung und ähnliche Magen-Darm-Beschwerden können auch bei einer Allergie, z.B. einer Kuhmilch-Allergie, auftreten. Im Zweifelsfall sollte deshalb immer auch eine Allergie in Betracht gezogen und entsprechende Tests durchgeführt werden.

Die Erkrankung

Sie unter Stress stehen. Auch für den Arzt kann das Tagebuch aufschlussreich sein.

Wasserstoff-Atemtest (H$_2$-Atemtest)

Der Wasserstoff-Atemtest ist ein Laktose-Toleranz-Test und basiert auf folgendem Prinzip: Wird Laktose aufgenommen und wegen der fehlenden Laktase im Dünndarm nicht vollständig gespalten, dann gelangt sie in den Dickdarm. Dort wird sie von den Darmbakterien vergärt und es entsteht unter anderem Wasserstoff (H$_2$). Dieser Wasserstoff gelangt durch die Darmschleimhaut zunächst in das Blut, dann in die Lungen und wird schließlich ausgeatmet. In der Atemluft kann dann ein erhöhter Wasserstoff-Gehalt nachgewiesen werden.

Für die Durchführung des Tests muss der Betroffene eine Lösung bestehend aus 300 ml Wasser und 50 g Laktose trinken. Dann wird in den folgenden drei Stunden jeweils alle 15 Minuten der Wasserstoffgehalt der Atemluft gemessen. Verglichen wird der Wert mit einem Nüchternwert, der vor Verabreichung der Laktose-Lösung gemessen wird. Wer nur noch über eine sehr geringe Laktaseaktivität verfügt, kann unter diesem Test ziemlich leiden. Denn die Reaktion der Verdauungsorgane auf den Laktose-Trank können heftig sein. Stellen Sie sich deshalb auf entsprechende Beschwerden ein.

Ein negativer H$_2$-Test bedeutet nicht immer, dass wirklich keine Laktose-Intoleranz vorliegt. Es gibt auch Menschen, bei denen die Darmbakterien keinen Wasserstoff produzieren. Folglich könnte auch bei bestehender Laktose-Intoleranz kein Wasserstoff in der Atemluft gemessen werden. In solchen Fällen müssen weitere Tests Klarheit bringen.

Übers Internet kann ein H$_2$-Test für zu Hause bestellt werden. Es ist jedoch nicht sinnvoll, diesen Test selbst durchzu-

Diagnose: Laktose-Intoleranz ▶

DIAGNOSE

führen, man sollte das einem Arzt überlassen, der Erfahrung mit der Handhabung hat. Die Krankenkasse übernimmt die Kosten, wenn er beim Arzt durchgeführt wird. Wenn Sie den Test selbst kaufen, müssen Sie selbst die Kosten tragen.

Laktose-Belastungstest

Beim Laktose-Belastungstest wird ebenfalls eine Lösung mit 50 g Laktose verabreicht. In den nächsten drei Stunden wird jede halbe Stunde Blut abgenommen und die Glukose-Konzentration im Blut gemessen. Ist die Laktaseaktivität ausreichend hoch, dann wird die Laktose in Glukose und Galaktose gespalten. Die entstehende Glukose gelangt ins Blut und kann dort nachgewiesen werden. Ist zu wenig Enzym vorhanden, wird die Laktose nicht oder nur wenig gespalten. Der Glukose-Wert im Blut steigt dann kaum über den Wert an, der vor dem Trinken der Lösung gemessen wurde. Werden dazu noch die typischen Laktose-Intoleranz-Symptome beobachtet, dann gilt die Diagnose als gesichert.

Dünndarmbiopsie

Eine sehr sichere, aber aufwändige Methode ist die Dünndarmbiopsie. Bei dieser Untersuchung wird aus dem Dünndarm eine Gewebeprobe entnommen. Das Gewebe wird darauf untersucht, wie groß die Aktivität der Laktase noch ist. Mit dieser Methode kann nicht nur genau nachgewiesen werden, ob eine Laktose-Intoleranz vorliegt, es können auch Informationen darüber gewonnen werden, wie schwer die Erkrankung ist.

Ausschluss-Diät

Eine Diät, bei der auf allen Milchzucker verzichtet wird, noch bevor die Diagnose sicher gestellt ist, kann Aufschluss darüber geben, ob eine Laktose-Intoleranz vorliegt oder

Die Erkrankung

nicht. Die Diät liefert jedoch kein sicheres Ergebnis. Denn Verdauungsstörungen können aus unterschiedlichen Gründen auftreten oder wieder verschwinden. Darüber hinaus ist das Ganze sehr aufwändig. Falls sich herausstellt, dass der Betroffene nicht an Laktose-Intoleranz erkrankt ist, stellt die Diät auch eine unnötige Einschränkung dar. Sinnvoller ist es deshalb, gleich einen Atemtest oder Laktose-Belastungstest durchzuführen.

Verschiedene Formen der Milchzucker-unverträglichkeit

Bei der Milchzuckerunverträglichkeit werden drei verschiedene Formen unterschieden:

- Angeborener Laktasemangel. Diese Form ist selten. Die entsprechenden Symptome treten bereits in den ersten Lebenswochen auf. Ist die Ernährung nicht strikt laktosefrei, dann kann die Erkrankung für einen Säugling lebensbedrohlich sein. Ursache für diese Erkrankung ist ein Gendefekt, der weitervererbt wird.
- Primärer Laktasemangel. Auch diese Form ist erblich bedingt. In den ersten Lebensmonaten ist die Laktase sehr aktiv, sodass Säuglinge problemlos mit Milch ernährt werden können. Mit zunehmendem Alter nimmt die Aktivität stetig ab. Fast alle Betroffenen hier zu Lande leiden unter dieser Form.
- Sekundärer Laktasemangel. Tritt der Laktasemangel als Folge einer anderen Erkrankung auf, so sprechen Mediziner von einem sekundären Laktasemangel. Betroffen sind z. B. Menschen, die an Zöliakie oder Morbus Crohn erkrankt sind. Die Laktose-Intoleranz bildet sich wieder zurück, wenn die Ersterkrankung behandelt wird. Auch nach Magen- oder Darmoperationen kann sich ein sekundärer Laktasemangel entwickeln.

INFO

Laktose-Intoleranz bei Kindern

Eine Laktose-Intoleranz bei Säuglingen oder Kleinkindern ist extrem selten. Ein Kind mit einer angeborenen Laktose-Intoleranz entwickelt sich schlecht und leidet an Durchfällen und Blähungen. Dabei spielt es keine Rolle, ob es gestillt wird oder Flaschenmilch erhält. Denn sowohl Muttermilch als auch Flaschenmilch enthalten Laktose. Wird die Erkrankung rechtzeitig erkannt und das Kind laktosefrei ernährt, kann es sich genauso gut entwickeln wie jedes andere Kind. Die Säuglingsmilch darf dabei keinesfalls Laktose enthalten. Betroffene sollten sich unbedingt Rat beim Kinderarzt holen. Die Beikost muss selbstverständlich auch laktosefrei sein. Wird sie selbst zubereitet, ist das leicht möglich. Wer auf Gläschenkost zurückgreifen möchte, kann dies aber auch tun. Es gibt zahlreiche laktosefreie Baby-Gläschen.

Kinder, die an Zöliakie erkrankt sind, leiden häufig auch an einer Laktose-Intoleranz. Bei einer glutenfreien Ernährung regeneriert sich die Darmflora in der Regel und das Kind kann wieder Milchzucker vertragen. Die meisten Kinder, die mit Blähungen, Durchfall oder auch Hautausschlägen auf den Verzehr von Milch oder Milchprodukten reagieren, leiden jedoch an einer Allergie. Deshalb ist ein Allergietest unbedingt erforderlich. Eine Laktose-Intoleranz aufgrund nachlassender Enzymaktivität tritt in Europa selten vor der Pubertät auf. Bei asiatischen Kindern lässt die Aktivität der Laktase jedoch schon viel früher nach. So können thailändische Kinder meist schon mit zwei bis drei Jahren keine Milch mehr vertragen.

Die Erkrankung

Was kann man tun?

Steht die Diagnose »Laktose-Intoleranz« fest, dann sind viele Betroffene zunächst ratlos. Der Arzt, der die Erkrankung festgestellt hat, gibt in der Regel den Rat, von nun an auf Milch und alle Milchprodukte zu verzichten. Folglich werden die entsprechenden Lebensmittel aus dem Speiseplan verbannt. Doch ganz so einfach ist es meist nicht. Außer Milch und Milchprodukten gibt es noch andere Lebensmittel, die Laktose enthalten. Außerdem reagieren Betroffene ganz unterschiedlich. Während die einen noch gewisse Mengen Laktose vertragen, bekommen andere schon Beschwerden, wenn sie nur Spuren davon aufnehmen.

Gehen Sie die Sache sorgfältig, aber ohne Angst an. Die Tipps und Tabellen in diesem Buch helfen Ihnen dabei. Wer sich vor laktosehaltigen Lebensmitteln regelrecht fürchtet, gerät schnell in Stress. Natürlich sind die Beschwerden mitunter sehr heftig, wenn aus Versehen Laktose aufgenommen wurde. Die Angst davor kann aber zusätzlich schaden. Informieren Sie sich deshalb über die Erkrankung und über den Laktosegehalt von Lebensmitteln.

TIPP

Ernährungsberatung kann helfen

Wenn Sie unsicher sind, sollten Sie einen Ernährungsberater aufsuchen. Mit seiner Hilfe können Sie einen laktosefreien Speiseplan erstellen. Außerdem erhalten Sie Tipps für den Einkauf und fürs Kochen. Viele Krankenkassen übernehmen die Kosten für die Beratung zumindest teilweise und können Ihnen meist auch Adressen von kompetenten Beratern nennen.

Diagnose: Laktose-Intoleranz

Laktase-Präparate

Eine Laktose-Intoleranz ist nach derzeitigem Stand der Wissenschaft nicht heilbar. Die beste Therapie ist eine laktosefreie oder laktosearme Ernährung. In Apotheken, Reformhäusern und übers Internet sind jedoch rezeptfrei verschiedene Laktase-Präparate erhältlich. Diese Medikamente liefern dem Körper das fehlende Enzym, sodass Milchzucker gespalten werden kann. Die Einnahme vor dem Verzehr einer laktosehaltigen Mahlzeit kann die Beschwerden durchaus verringern. Die Dosierung des Medikaments ist jedoch schwierig, da der genaue Laktosegehalt einer Mahlzeit meist unbekannt ist. Zudem reagiert jeder Betroffene anders auf das Medikament und muss deshalb selbst ausprobieren, ob diese Möglichkeit für ihn in Betracht kommt. Leider führt die Einnahme eines Laktase-Präparats bei manchen Betroffenen – vor allem bei Überdosierung – genau zu den Beschwerden, die auch durch die Aufnahme von Laktose entstehen, wie beispielsweise Durchfall. Die Kosten für diese Medikamente werden von den Krankenkassen nicht übernommen. Für den Dauereinsatz sind die Tabletten oder Tropfen nicht sinnvoll, in Einzelsituationen, wie zum Beispiel beim Essen im Restaurant, können sie jedoch gute Dienste leisten. Informieren Sie sich über Erfahrungen anderer Betroffener in einer Selbsthilfegruppe oder in Internet-Foren (z. B. bei libase.de).

DIAGNOSE

Die Erkrankung

Ernährungs-Tipps

Der zunächst einfach scheinende Rat, ab sofort alle Milchprodukte zu meiden, ist im Alltag nicht so leicht umzusetzen. Zum einen gibt es Milchprodukte, wie beispielsweise Hartkäse, die keinerlei Laktose mehr enthalten, zum anderen enthalten viele andere Lebensmittel und Fertigprodukte, die auf den ersten Blick laktosefrei scheinen, gewisse Mengen davon.

Milch und Milchprodukte

Milch pur ist für Menschen mit einer Milchzuckerunverträglichkeit besonders ungeeignet, denn ein Glas Milch liefert etwa acht bis zehn Gramm Laktose. Zahlreiche andere Milchprodukte, vor allem Jogurt und Käse werden jedoch von vielen Menschen mit Laktose-Intoleranz gut vertragen. Ein völliger und dauerhafter Verzicht auf Milch und Milchprodukte ist deshalb nur selten notwendig. Wenn die Laktose-Intoleranz neu diagnostiziert ist, sollten laktosehaltige Produkte allerdings zunächst eine Zeit lang gemieden werden. Nur so können Arzt und Betroffener erkennen, ob der Verzicht eine Besserung bringt. Nach und nach werden dann wieder geringe Mengen laktosehaltiger Lebensmittel eingeführt und in den meisten Fällen auch vertragen. Die Mengen sind jedoch individuell sehr verschieden und jeder Betroffene muss selbst ausprobieren, was ihm gut tut. Ob Laktose vertragen wird, ist nicht nur von der Menge abhängig, sondern auch davon, ob das Milchprodukt alleine oder zusammen mit anderen Lebensmitteln gegessen wird. Ein Glas Milch pur verursacht naturgemäß beträchtliche Beschwerden. Wird die Milch jedoch zusammen mit Müsli verzehrt, sind die Beschwerden meist geringer.

Jogurt – achten Sie auf die Sorte

Obwohl Jogurt drei bis vier Prozent Milchzucker enthält, wird er von einigen Betroffenen gut vertragen. Jogurtsorten mit so genannten »lebenden Milchsäurebakterien« oder »lebenden Jogurtkulturen« sind besonders gut verträglich. Denn diese Bakterien enthalten das Enzym Laktase und sind in der Lage, die Laktose zu spalten und sorgen somit dafür, dass trotz Milchzuckerverzehr keine oder kaum Beschwerden auftreten. Achten Sie beim Einkauf darauf, dass der Jogurt nicht wärmebehandelt ist. Beim unerhitzten Jogurt sind die Milchsäurebakterien noch aktiver und können mehr Laktose spalten. Der Jogurt sollte natürlich auch keine weiteren Zusätze wie Magermilchpulver oder gar Milchzucker enthalten.

Käse sollte lange reifen

Bei Käse gilt die Faustregel: Je länger er reift, desto geringer ist der Laktosegehalt. Quark, Frisch- und Schmelzkäse enthalten noch reichlich Laktose. Schnitt- und Hartkäse, der lange gereift ist, enthält in der Regel keine Laktose mehr. Bei der Herstellung dieser Käsesorten wird die Milch mit Hilfe von Labenzym zum Gerinnen gebracht. Die Molke fließt ab und mit ihr ein großer Teil der Laktose. Während der Reifung wird der restliche Milchzucker von den Bakterien vollständig abgebaut. Obwohl sie laktosefrei sind, bzw. in 100 Gramm weniger als 0,1 Gramm Laktose enthalten sind, werden manche Käsesorten von empfindlichen Personen nicht vertragen. Das kann jedoch auch andere Gründe haben. Grobes Vollkornbrot kann beispielsweise zu Blähungen führen, und der Käse auf dem Brot ist an den Beschwerden vielleicht unschuldig. Manchmal liegen Gerichte, die mit Käse überbacken werden, schwer im Magen. Das liegt dann nicht am Käse selbst sondern an der Zubereitung. Betroffene müssen leider ausprobieren, welche Sorten sie verzehren können und welche nicht.

Die Erkrankung

> **INFO**
>
> ### Geeignete Käsesorten
>
> Folgende Käsesorten sind laktosefrei:
> Appenzeller, Bavaria Blu, Bel Paese, Bergkäse, Brie, Butterkäse, Camembert, Cheddar, Chester, Danbo, Edamer, Emmentaler, Esrom, Fontina, Gorgonzola, Gouda, Greyerzer, Havarti, Jerome, Klosterkäse, Limburger, Münster, Parmesan, Provolone, Raclette, Romadur, Sauermilchkäse, Steppenkäse, Stilton, Tilsiter, Trappistenkäse, Weinkäse, Weißlacker.

Milch von Schaf oder Ziege

Schaf- und Ziegenmilch enthalten 4,7 bzw. 4,4 Gramm Laktose pro 100 Gramm und damit ähnlich viel wie Kuhmilch. Schaf- und Ziegenkäse enthalten je nach Herstellung unterschiedliche Mengen Laktose. Da Ziegenkäse häufig als Frischkäse angeboten wird, kann der Laktosegehalt recht hoch sein. Der Laktosegehalt von Stutenmilch beträgt über sechs Gramm pro 100 Gramm.

Laktosefreie Milchprodukte

Da eine Laktose-Intoleranz immer häufiger festgestellt wird, haben einige Molkereien darauf reagiert und so genannte laktosefreie Milchprodukte auf den Markt gebracht. Damit Milch, Jogurt und Co. nahezu laktosefrei sind, kommt das Enzym, das Betroffenen im Darm fehlt, schon in der Molkerei zum Einsatz. Mit Hilfe der Laktase wird der vorhandene Milchzucker in die Einfachzucker Glukose und Galaktose gespalten. Dadurch schmeckt die laktosefreie Milch etwas süßer als die normale laktosehaltige Milch. Völlig laktosefrei sind die Produkte nicht, es kann noch ein winziger Rest enthalten sein, der jedoch normalerweise keine

Beschwerden verursacht. Für die meisten Betroffenen sind diese Produkte ein Segen und sie können so endlich wieder einen Milchkaffee genießen.

> **INFO**
>
> ## Angebot laktosefreier Milchprodukte
>
> Folgende Molkereien bieten zurzeit laktosefreie Milchprodukte (Butter, Milch, Kakao- oder Schokomilch, Jogurt, Käse, Pudding, Quark, Schlagsahne, Schmand) im Supermarkt (S), Reformhaus (R) oder im Naturkostladen (N) an: Breisgaumilch (S), Emmi (S), Heirler (R), Omira (Markenname Minus L) (S), Söbbeke (N).

Soja und Co.

Sojaprodukte oder andere milchähnliche Produkte sind in der Regel laktosefrei und können in gewissem Umfang Milch- und Milchprodukte ersetzen. Im Handel erhältlich sind Sojadrinks pur oder mit Früchten bzw. Aroma, zahlreiche Desserts sowie verschiedene Sahne- bzw. Crème-fraîche-Ersatzprodukte. Jogurtähnliche Produkte werden meist unter der Bezeichnung »Yofu« angeboten. Drinks und Cremes aus Sojabohnen unterscheiden sich geschmacklich deutlich von Milch oder Milchprodukten, können aber eine gute Alternative sein. Da Sojaprodukte natürlicherweise nur sehr wenig Kalzium enthalten, sollten Sie Produkte bevorzugen, denen Kalzium zugesetzt wurde. Eine Übersicht über Sojaprodukte und andere Milchersatzprodukte findet sich im Kapitel »Selbst kochen« auf Seite 101.

Die Erkrankung

Laktose in Fertignahrungsmitteln

Viele Fertignahrungsmittel und Convenience-Produkte enthalten Milchzucker. Bei Desserts, Eiscreme oder Salatdressings auf Jogurtbasis ist das meist deutlich zu erkennen. Anders sieht es bei Tütensuppen, Gewürzmischungen, Backwaren oder Fleisch- und Wurstwaren aus. Diesen Produkten wird Milchzucker häufig aus technologischen Gründen zugesetzt. Lebensmitteltechnologen schätzen das gute Wasserbindungsvermögen des Milchzuckers und setzen ihn ein, damit Lebensmittel fester werden (z.B. bei Jogurt), mehr wiegen oder ein größeres Volumen erhalten (z.B. bei Backwaren). Milchzucker kann in Gewürzmischungen enthalten sein, da er ein guter Träger von Aromen und Geschmacksverstärkern ist. Bei der Wurstherstellung kommt er als Bestandteil von Umrötungs- und Bindemitteln zum Einsatz. Die Mengen, die bei den genannten Lebensmitteln zugesetzt werden, sind allerdings gering.

Kalziumversorgung – ein Problem?

Der Mineralstoff Kalzium hat im menschlichen Körper viele wichtige Funktionen. Kalzium ist der wichtigste Baustein für das Skelett. Bereits in der Kindheit und Jugend wird der Grundstein für stabile Knochen gelegt. Wer in dieser Zeit genügend Kalzium zu sich nimmt, kann viel Knochenmasse aufbauen. Damit diese möglichst lange erhalten bleibt, muss auch im Erwachsenenalter ausreichend Kalzium aufgenommen werden. Darüber hinaus wird Kalzium für die Blutgerinnung und die Reizübertragung im Nervensystem benötigt. Die Deutsche Gesellschaft für Ernährung empfiehlt deshalb Erwachsenen, täglich mindestens 1000 Milligramm Kalzium aufzunehmen.

Ernährungs-Tipps

Milch und Milchprodukte sind eine wichtige Kalziumquelle. Wer auf Milchprodukte verzichten muss, sollte regelmäßig andere kalziumreiche Lebensmittel und Getränke zu sich nehmen. Bevorzugen Sie Gemüsesorten, die viel Kalzium enthalten. Zahlreiche Soja-Produkte sind inzwischen mit Kalzium angereichert, auch Fruchtsäften und anderen Getränken wird der Mineralstoff zugesetzt. Eine gute Quelle ist Mineralwasser. Wählen Sie Sorten, die mindestens 200 Milligramm Kalzium pro Liter enthalten.

Kalziumreiche Lebensmittel

Lebensmittel	Kalzium-Gehalt in mg/Portion	Laktosegehalt in g/Portion
Brokkoli (200 g)	225	0
Grünkohl (200 g)	425	0
Haselnüsse (50 g)	110	0
Mandeln (50 g)	125	0
Sesam (1 EL, 15 g)	110	0
Spinat (150 g)	225	0
Tofu (100 g)	160	0
Buttermilch (1 Glas, 200 ml)	220	8
Camembert (30 g)	180	< 0,1
Emmentaler (1 Scheibe, 30 g)	330	< 0,1
Gouda (1 Scheibe, 30 g)	240	< 0,1
Jogurt (125 g)	160	4
Milch (1 Glas, 200 ml)	240	9
Parmesan (30 g)	360	< 0,1

Kalzium-Tabletten sind in Apotheken und Drogerien rezeptfrei erhältlich. Diese hochdosierten Nahrungsergänzungsmittel sollten Sie allerdings nicht auf eigene Faust einnehmen. Besprechen Sie die Einnahme mit Ihrem Arzt.

Die Erkrankung

Richtig einkaufen

Wer zu frischen, unverarbeiteten Produkten greift, hat es leicht. Obst, Gemüse, Getreide, Fleisch oder Fisch sind von Natur aus laktosefrei. Doch wer hat schon immer Zeit und Lust alles selbst zu machen. Lebensmittelhandwerk und -industrie machen es uns einfach und bieten inzwischen fast alles fix und fertig an. Zum Glück gibt es zahlreiche laktosefreie Fertig- oder Halbfertigprodukte. Um die geeigneten Produkte herauszufinden, müssen Sie die Lebensmittel allerdings genau unter die Lupe nehmen.

Ein Blick aufs Etikett

Die meisten Lebensmittel sind heute verpackt. Glücklicherweise muss keiner die Katze im Sack kaufen. Der Gesetzgeber schreibt genau vor, was auf dem Etikett stehen muss. Die wichtigsten Angaben sind: Name und Anschrift des Herstellers, die genaue Bezeichnung des Produkts, das Mindesthaltbarkeitsdatum, die enthaltene Menge und ein Verzeichnis der Zutaten. Auch Zusatzstoffe wie Farb- oder Konservierungsstoffe müssen angegeben werden.

Enthält das Etikett weitere Angaben, dann sind diese entweder gesetzlich vorgeschrieben, wie zum Beispiel der Alkoholgehalt bei alkoholischen Getränken, oder eine freiwillige Information des Herstellers. Zu den freiwilligen Angaben zählen die Nährwerte. Hier gilt jedoch, dass bestimmte Informationen nur im Paket aufgelistet werden dürfen. Möchte eine Molkerei auf den geringen Fettgehalt ihres Jogurts hinweisen, muss sie auch angeben, wie viele Kalorien oder Joule der Jogurt enthält und wie hoch der Gehalt an Eiweiß und Kohlenhydraten ist.

Richtig einkaufen ▶

Die Zutatenliste

Auch wenn sich die meisten Lebensmittelhersteller nicht in die Karten schauen lassen möchten, die Zutaten eines Produkts müssen auf dem Etikett genannt werden. Dabei gibt die Reihenfolge der genannten Bestandteile Auskunft über die Mengenverhältnisse. Der Hauptbestandteil steht ganz oben auf der Liste und je weniger von einer Zutat enthalten ist, desto weiter hinten steht sie. In der Vergangenheit konnte sich Milchzucker hinter diversen Begriffen verstecken, so dass nie ganz klar war, ob wirklich Milchzucker enthalten war oder nicht. Seit November 2005 gilt jedoch die Europäische Richtlinie zur Allergenkennzeichnung, die vorschreibt, welche Stoffe auf dem Etikett in jedem Fall konkret genannt werden müssen. Auch wenn Laktose-Intoleranz keine Allergie ist, Betroffene können von dieser neuen Richtlinie profitieren.

INFO

Wichtige allergene Substanzen

Die 12 allergenen Substanzen im Sinne der EU-Richtlinie sind glutenhaltiges Getreide, Krebstiere, Eier, Fisch, Erdnüsse, Soja, Schalenfrüchte (Nüsse und Mandeln), Sellerie, Senf, Sesamsamen, Schwefeldioxid sowie Milch einschließlich Laktose.

Milch muss genannt werden

Enthält die Nudelsauce oder die Tütensuppe Milch in irgendeiner Form (oft Milchpulver), dann muss dies nun in jedem Fall auf dem Etikett stehen. Für Menschen mit einer Laktoseintoleranz ist dies einerseits eine Erleichterung. Andererseits gehen die Lebensmittelhersteller immer auf

Die Erkrankung

Nummer sicher. Sie nennen deshalb auch dann Milch oder Laktose als Bestandteil, wenn allenfalls Spuren davon enthalten sind oder gar nur vermutet werden. Für Allergiker ist dies sehr wichtig. Denn manche Menschen mit einer Allergie reagieren bereits auf Spuren und eine allergische Reaktion kann in Einzelfällen lebensgefährlich sein. Bei einer Laktose-Intoleranz ist dies jedoch nicht der Fall. Natürlich verursacht der Genuss von Laktose Beschwerden, doch sind sie in aller Regel nicht gefährlich. Auf Grund des übervorsichtigen Verhaltens der Lebensmittelhersteller wird die Zahl der laut Etikett laktosefreien Produkte deshalb leider zunehmend geringer.

Für zusammengesetzte Zutaten gilt die Zwei-Prozent-Regel. Das bedeutet, Zutaten aus mehreren Bestandteilen müssen nicht einzeln genannt werden, wenn sie weniger als zwei Prozent des gesamten Produkts ausmachen. Dies kann zum Beispiel auf Kräutermischungen zutreffen. Menschen, die bereits auf Spuren von Milchzucker reagieren, müssen deshalb bei Fertigprodukten nach wie vor vorsichtig sein.

Zusatzstoffe und E-Nummern

E-Nummern (»E« steht für Europa) bezeichnen Zusatzstoffe, die in allen Ländern der Europäischen Union und zum Teil auch weltweit gelten. Derzeit sind über 300 Zusatzstoffe zugelassen und mit einer E-Nummer versehen. Laktose fällt nicht unter diese Verordnung und hat deshalb auch keine E-Nummer. Werden in der Zutatenliste Milchsäure (E270) oder Laktate (E325, E326 und E327) aufgeführt, so ist dies nicht mit Laktose gleichzusetzen. Wenn das Lebensmittel darüber hinaus keinerlei Milch oder Milchprodukte enthält, kann es ohne Bedenken verzehrt werden.

Richig einkaufen ◀

Wo einkaufen?

Wer milchzuckerfreie Lebensmittel einkaufen möchte, kann überall fündig werden: Discounter, Supermarkt, Reformhaus, Bioladen, Metzger oder Bäcker um die Ecke. Bei verpackter Ware müssen die Zuaten auf dem Etikett genannt werden. Bei loser Ware gibt es allerdings keine entsprechenden Richtlinien. Betroffene müssen deshalb immer gezielt nachfragen. In vielen Fällen liegen entsprechende Zutatenlisten vor.

Auch im Lebensmittelbereich gewinnt der Einkauf via Internet an Bedeutung. Es gibt zahlreiche Unternehmen, die sich auf den Vertrieb von besonderen Produkten spezialisiert haben und beispielsweise Lebensmittel für Allergiker anbieten. Auch Menschen mit Laktose-Intoleranz können auf diesem Wege fündig werden. Sie sollten diese Angebote jedoch ganz genau prüfen. Denn findige Verkäufer verlangen oft überhöhte Preise für ganz gewöhnliche Produkte, die im Supermarkt oder Reformhaus in der Nähe leicht erhältlich sind.

RICHTIG EINKAUFEN

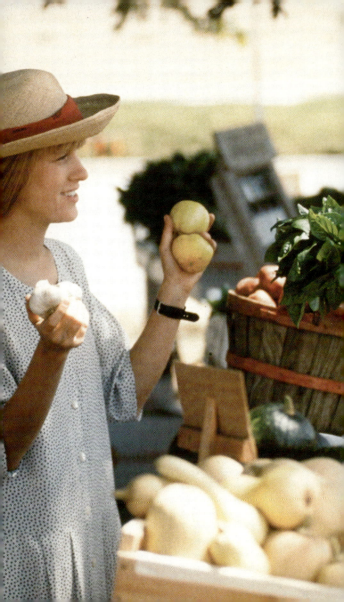

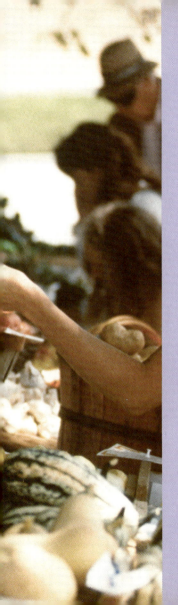

Einkaufs-Tabellen

In den folgenden Tabellen sind eine Vielzahl von gängigen Lebensmitteln und Fertigprodukten aufgeführt, wovon die Mehrzahl laktosefrei ist.
In die Tabellen wurden auch einige laktosehaltige Produkte aufgenommen, um zu verdeutlichen, worauf Sie achten müssen bzw. welche Produkte häufig Laktose enthalten.
Wenn Sie dieses Büchlein beim Einkaufen dabei haben, können Sie immer direkt nachschauen, ob ein Produkt für Sie geeignet ist oder nicht.

Zu den Tabellen

Die Lebensmittelindustrie bietet eine so große Fülle an Produkten an, dass es unmöglich ist, alle in diesem Buch aufzuführen. Sollten Sie Ihre Lieblingsprodukte nicht finden, so können Sie sich an den jeweiligen Hersteller wenden. Fast alle Lebensmittelunternehmen geben Betroffenen gerne darüber Auskunft, welche Produkte laktosefrei sind. Damit Sie auf einen Blick erkennen, welche Produkte empfehlenswert sind, wurden die Lebensmittel in drei Kategorien eingestuft.

INFO

3 Sterne (✪✪✪) empfehlenswert, weil laktosefrei, bzw. Laktosegehalt unter 0,1 Gramm/100 Gramm

1 Stern (✪) bedingt empfehlenswert, da geringe Mengen an Laktose enthalten bzw. auf Grund unterschiedlicher Rezepturen mit (wenig) oder ohne Laktose erhältlich. Bei diesen Produkten sollten Sie die individuelle Verträglichkeit prüfen bzw. konkret nachfragen.

Blitz (⚡) nicht empfehlenswert, da laktosehaltig

Laktosefreie Milchprodukte, also Milchprodukte, bei denen die Laktose bereits in der Molkerei mit Hilfe des Enzyms Laktase abgebaut wurde, haben drei Sterne erhalten, auch wenn noch Spuren von Laktose vorhanden sein können. Obwohl diese Produkte nicht völlig laktosefrei sind, werden sie bei einer Laktose-Intoleranz fast immer vertragen.

Für diesen Einkaufsführer wurden zahlreiche Lebensmittelhersteller gebeten, ihre laktosefreien Produkte zu nennen.

Zu den Tabellen ◄

Alle aufgeführten Lebensmittel, bei denen ein Hersteller genannt ist, sind aufgrund dieser Informationen als laktosefrei oder laktosehaltig gekennzeichnet. Alle Unternehmen, deren Produkte aufgelistet sind, weisen darauf hin, dass auch bei einem als laktosefrei bezeichneten Produkt Spuren von Laktose enthalten sein können. Dies kann vorkommen, da auf einer Produktionsanlage unterschiedliche Lebensmittel hergestellt werden. Beispielsweise wird an einem Tag Milchschokolade produziert und am anderen Tag laktosefreie Bitterschokolade. Auch durch Lagerung und Transport der Rohstoffe könnten Spuren von Laktose in die Lebensmittel gelangen. Die genannten Unternehmen können deshalb keine Haftung übernehmen.

Die meisten Lebensmittelhersteller ändern von Zeit zu Zeit die Rezepturen ihrer Produkte. Dadurch könnte ein in diesem Buch als laktosefrei bezeichnetes Produkt laktosehaltig werden. Bitte überprüfen Sie aus diesem Grund immer die Zutatenliste auf der Verpackung.

Nur die Tabelle Milch und Milchprodukte enthält genaue Laktose-Werte. Bei allen anderen Lebensmitteln wurde darauf verzichtet, weil die meisten Unternehmen diese Werte nicht weitergeben bzw. zum Teil selbst nicht darüber verfügen. Sie prüfen nur, ob Laktose enthalten ist oder nicht.

Lebensmittel, bei denen kein Hersteller genannt wird, sind dem Bundeslebensmittelschlüssel (BLS II.3) entnommen.

Zeichenerklärung

(N): Lebensmittel sind im Naturkosthandel
      (Bioladen) erhältlich
(H): Lebensmittel sind über einen Heimservice
      erhältlich
(R): Lebensmittel sind in Reformhäusern erhältlich

Milch & Co.

Milch & Co.

Milch und vieles, was daraus gemacht wird, enthält Milchzucker. Die meisten Menschen mit einer Laktose-Intoleranz müssen Milch pur meiden. Hart- und Schnittkäse sind jedoch praktische laktosefrei und werden meist gut vertragen. Der Milchzuckergehalt der einzelnen Milchprodukte reicht von null bei zahlreichen Käsesorten bis zu fünf Gramm pro 100 Gramm bei entrahmter Milch.

Milch und Milchprodukte

Bewertung	Lebensmittel	Laktosegehalt in g/100 g
☺	Butter	0,5–0,6
⚡	Buttermilch	4,0
☺	Crème double, Schmand, 40 % Fett	2,0
⚡	Cremefine, alle Sorten, Rama	–*
⚡	Dickmilch (Sauermilch)	4,0
☺	Halbfettbutter, Jogurtbutter	1,0–1,6
☺	Jogurt mit Früchten, 3,5 % Fett	2,5
☺	Jogurt natur, 1,5 % oder 3,5 % Fett	3,0
⚡	Kaffeesahne, 10 % Fett	4,0
⚡	Kaffeeweißer	55,00
⚡	Kefir	4,1
⚡	Kondensmilch, 4 % Fett	2,2
⚡	Milch (fettarm oder Vollmilch)	4,8–5,0

* Es liegen keine Werte vor

Käse ▶

Bewertung	Lebensmittel	Laktosegehalt in g/100 g
⚡	Molke	4,7
✪	Sahne, 30 % Fett	3,2
✪	Sahnejogurt, 10 % Fett	2,7
✪	Saure Sahne, 10 % Fett	3,3
⚡	Schafsmilch	4,7
⚡	Trinkmilch mit Kakao/ Schokolade	3,8
⚡	Ziegenmilch	4,4

Laktosefreie Milchprodukte

Bewertung	Lebensmittel	Laktosegehalt in g/100 g
✪✪✪	Jogurt, 3,8 % Fett, laktosefrei	< 0,1
✪✪✪	Kakao Milch, Schokomilch, laktosefrei	< 0,1
✪✪✪	Milch, 1,5 % Fett, laktosefrei	< 0,1
✪✪✪	Pudding, laktosefrei	< 0,1
✪✪✪	Schlagsahne, laktosefrei	< 0,1
✪✪✪	Schmand, laktosefrei	< 0,1
✪✪✪	Schnittkäse laktosefrei, diverse Sorten (z. B. Gouda, Butterkäse von Heirler (R))	< 0,1

Käse

Bewertung	Lebensmittel	Laktosegehalt in g/100 g
✪✪✪	Appenzeller	< 0,1
✪✪✪	Bavaria Blu	< 0,1

EINKAUFS-TABELLEN

Milch & Co.

Bewertung	Lebensmittel	Laktosegehalt in g/100 g
✪✪✪	Bergkäse	< 0,1
✪✪✪	Brie	< 0,1
✪✪✪	Butterkäse	< 0,1
✪✪✪	Camembert	< 0,1
✪✪✪	Cheddar	< 0,1
✪✪✪	Edamer	< 0,1
✪✪✪	Emmentaler	< 0,1
⚡	Frischkäse	2,5–3,4
⚡	Frischkäsezubereitungen	2,5–4,0
✪✪✪	Fontina	< 0,1
✪✪✪	Gouda	< 0,1
✪✪✪	Greyerzer	< 0,1
⚡	Hüttenkäse	1,6–3,3
✪✪✪	Limburger	< 0,1
✪	Mozzarella	0,5–1,0
✪✪✪	Münster	< 0,1
✪✪✪	Parmesan	< 0,1
✪✪✪	Raclette	< 0,1
✪	Ricotta	0,3–0,8
✪✪✪	Romadur	< 0,1
✪	Schafskäse	0,5
⚡	Schichtkäse	3,2–3,8
⚡	Schmelzkäse	3,4–6,3
⚡	Speisequark, mager	3,2
⚡	Speisequark, 40 % Fett i. Tr.	2,6
✪✪✪	Tilsiter	< 0,1
✪✪✪	Winzerkäse	< 0,1

Milchersatzprodukte

Bewertung	Lebensmittel	Hersteller
✪✪✪	Bio-Mandel-Drink, alle Sorten	Dr. Ritter (R)
✪✪✪	CreSoy	Natumi (N)
✪✪✪	Cuisine	Alpro Soja
✪✪✪	Hafer Cuisine	Oatly (N)
✪✪✪	Hafer Drink mit/ohne Aroma	diverse
✪✪✪	Reisdrink mit/ohne Aroma	diverse
✪✪✪	Rice Drink »Haselnuss-Mandel«	Lima (N)
✪✪✪	Schlagfix	Leha
✪✪✪	SojaCrémig neutral, SojaDream	Vitaquell (R)
✪✪✪	Soja Dessert, alle Sorten	Alpro Soja
✪✪✪	Soja Dessert, alle Sorten	Provamel (N)
✪✪✪	Soja Dessert, Schoko u. Vanille	Vitaquell (R)
✪✪✪	Soja Drinks, alle Sorten	Alpro Soja
✪✪✪	Soja Drinks + Kalzium	diverse
✪✪✪	Soja Jogurt (Yofu), alle Sorten	diverse
✪✪✪	Soja-Reis-Drink	diverse
✪✪✪	Soya Cuisine	Provamel (N)
✪✪✪	Soya Macchiato	Natumi (N)
✪✪✪	Soyatato! Soya Schlag Creme	Tofutown
✪✪✪	Soyatato! Soya Sprüh Creme	Tofutown
✪✪✪	Tofu, pur oder geräuchert	diverse
✪✪✪	Tri-Drink Soja-Reis-Hafer	Natumi (N)
✪✪✪	Yamato-Tofu Gourmet Mandel-Nuss, bio	Heirler (R)
✪✪✪	Yamato-Tofu mit Gartenkräutern, bio	Heirler (R)

EINKAUFS-TABELLEN

Fleisch, Wurst & Co.

Fleisch, Wurst & Co.

Fleisch pur, gekocht oder gebraten ist laktosefrei. Wenn Sie es selbst zubereiten und auf laktosehaltige Zutaten verzichten, bleibt es auch so. Gewürzmischungen, z.B. so genannte Fleischzartmacher, sind manchmal laktosehaltig. Fleisch- und Wurstwaren können geringe Mengen an Laktose enthalten, auch Schinken, der auf den ersten Blick ziemlich unverarbeitet aussieht. Milchzucker wird bei preiswerten Wurstwaren häufig zugesetzt, da er Wasser binden kann. Er ist auch Bestandteil von Umrötungsmitteln. Wenn Sie beim Metzger lose Ware kaufen, sollten Sie sicherheitshalber immer nachfragen.

Fleisch und Innereien

Bewertung	Lebensmittel
✪✪✪	Fleisch, Geflügel, Wild und Innereien, alle Sorten, sofern ungewürzt und ohne weitere Zutaten

Fleisch- und Wurstwaren

Bewertung	Lebensmittel	Hersteller
✪✪✪	Apfel-Zwiebel-Leberwurst	Du darfst
⚡	Bayrischer Bierschinken	Zimbo
✪✪✪	Bockwürstchen	Zimbo
✪✪✪	Cevapcici	Zimbo
✪✪✪	Chiemgauer Landschinken	Chiemgauer Naturfleisch (N)
✪✪✪	Corned Turkey	Gutfried
✪✪✪	Delikatess Geflügelbratwurst	Ökoland (N)

Fleisch- und Wurstwaren ▶

Bewertung	Lebensmittel	Hersteller
✪✪✪	Delikatess-Leberwurst	Chiemgauer Naturfleisch (N)
✪✪✪	Deutsches Corned beef im Glas	Chiemgauer Naturfleisch (N)
✪✪✪	Edelsalami	Chiemgauer Naturfleisch (N)
✪✪✪	Feine Schinkenwurst	Alnatura
✪✪✪	Fleischwurst	Königshofer (N)
✪✪✪	Fränkische Fleischwurst	Du darfst
⚡	Französische Baguette-Salami	Zimbo
✪✪✪	Frikadellen	Zimbo
✪✪✪	Geflügelbratwürstchen	Chiemgauer Naturfleisch (N)
✪✪✪	Party Geflügel-Hackbällchen	Gutfried Junior
✪✪✪	Geflügel-Mortadella	Du darfst
✪✪✪	Geflügel-Schinkenwurst	Zimbo
✪✪✪	Gelbwurst	Chiemgauer Naturfleisch (N)
✪✪✪	Gelbwurst	Königshofer (N)
✪✪✪	Hinterschinken gekocht	Chiemgauer Naturfleisch (N)
✪✪✪	Jagdwurst	Alnatura
✪✪✪	Jagdwurst	Zimbo
✪✪✪	Kalbs-Leberwurst fein mit Kräutern	Chiemgauer Naturfleisch (N)
✪✪✪	Kalbsleberwurst	Alnatura
✪✪✪	Kalbsleberwurst	Du darfst
✪✪✪	Kernschinken luftgetrocknet	Zimbo

EINKAUFS-TABELLEN

43

Fleisch, Wurst & Co.

Bewertung	Lebensmittel	Hersteller
✪✪✪	Kräuterbratwurst aus Thüringen	Zimbo
✪✪✪	Lachsschinken	Alnatura
✪✪✪	Lammsalami	Chiemgauer Naturfleisch (N)
✪✪✪	Leberwurst, Hausmacher Art	Gut & Gerne
✪✪✪	Leckerschmecker-Streich-würstchen	Gutfried Junior
✪✪✪	Lieblings Geflügel-Wiener	Gutfried Junior
✪✪✪	Mettwurst	Chiemgauer Naturfleisch (N)
✪✪✪	Mortadella	Chiemgauer Naturfleisch (N)
✪✪✪	Ökoländer Salami Snack	Ökoland (N)
✪✪✪	Paprika-Lyoner	Zimbo
✪✪✪	Partyfrikadellen	Bofrost (H)
✪✪✪	Pfeffersäckchen	Rügenwalder
✪✪✪	Pommern-Spieß mit/ohne Kruste	Rügenwalder
⚡	Pommersche Gutsleber-wurst, alle vier Sorten	Rügenwalder
✪✪✪	Premium-Knoblauchschinken	Ökoland (N)
✪✪✪	Putenbrust »natur«	Gutfried
✪✪✪	Puten-Leberwurst fein o. grob	Gutfried
✪✪✪	Puten-Mortadella	Gutfried
✪✪✪	Puten-Salami	Gutfried
✪✪✪	Pyrenäen Serrano Schinken	Zimbo

Fleisch- und Wurstwaren ◀

Bewertung	Lebensmittel	Hersteller
✪✪✪	Salami	Du darfst
✪✪✪	Salami Mediterraneo	Ökoland (N)
✪✪✪	Schinkenspicker fein, klassisch und deftig	Rügenwalder
✪✪✪	Schinkenwurst	Gut & Gerne
✪✪✪	Schwarzwälder Schinken	Chiemgauer Naturfleisch (N)
✪✪✪	Schwarzwälder Schinken	Zimbo
✪✪✪	Schweineschinken, roh, luftgetrocknet	Chiemgauer Naturfleisch (N)
✪✪✪	Teewurst	Becel Diät
✪✪✪	Teewurst	Chiemgauer Naturfleisch (N)
⚡	Teewurst	Zimbo
✪✪✪	Teewurst fein und grob	Rügenwalder
✪✪✪	Thüringer Rostbratwurst	Zimbo
✪✪✪	Truthahn-Bierschinken	Gutfried
✪✪✪	Truthahn-Fleischwurst (1/2 Ring)	Gutfried
✪✪✪	Truthahn-Lyoner	Gutfried
✪✪✪	Ungarische Salami	Zimbo
✪✪✪	Virginia Chicken Nuggets	Zimbo
✪✪✪	Westfälische Edelsalami	Zimbo
✪✪✪	Westfälische Pfefferbeißer	Zimbo
✪✪✪	Westfälische Schinkenmett-wurst	Zimbo
✪✪✪	Wiener	Chiemgauer Naturfleisch (N)
✪✪✪	Wiener	Königshofer (N)
✪✪✪	Zwiebelleberwurst m. Kräutern	Chiemgauer Naturfleisch (N)

EINKAUFS-TABELLEN

Aus Meer und Fluss

Fisch pur ist milchzuckerfrei. Wie bei Fleisch auch kommt es hier auf die Zubereitung an. Panaden können Laktose enthalten. Vorsicht also bei Backfisch, Fischstäbchen und Co. Fischprodukte enthalten meist zahlreiche Zutaten, sodass hin und wieder auch Milchzucker dabei sein kann.

Fische, Krebse, Muscheln

Bewertung	Lebensmittel
☺☺☺	Fisch, frisch oder tiefgefroren, ungewürzt und ohne Sauce
☺☺☺	Krebse, Schalentiere, frisch oder tiefgefroren, ungewürzt und ohne Sauce
☺☺☺	Muscheln, frisch oder Konserve

Fischprodukte

Bewertung	Lebensmittel	Hersteller
☺☺☺	Antipasti Meeresfrüchte	Nadler
☺☺☺	Backteig-Tintenfischringe	Bofrost (H)
☺☺☺	Bismarckheringe	Nadler
☺☺☺	Bratheringe	Nadler
☺☺☺	Edle Matjes nordische Art	Nadler
☺☺☺	Pacific Krabben	Nadler
☺☺☺	Hering in Gelee	Nadler
⚡	Heringsfilet in feiner Dill-Sauce	Nadler
☺☺☺	Kaviar	
☺☺☺	Lachs, geräuchert	

Fette und Öle ▶

Bewertung	Lebensmittel	Hersteller
✿✿✿	Makrele, geräuchert	
✿✿✿	Rollmöpse	Nadler
✿✿✿	Sardellenpaste	Nadler
✿✿✿	Sardinen in Öl	
✿✿✿	Sylter Matjestopf	Nadler
✿✿✿	Sprotte, geräuchert	
✿✿✿	Tunfisch in Öl/im eigenen Saft	

Fette, Öle und Eier

Öle sind milchzuckerfrei. Butter enthält etwas Milchzucker, wird aber oft gut vertragen. Eine Alternative kann Margarine sein. Doch vor allem die fettreduzierten Sorten enthalten häufig Jogurt oder Molkepulver. Eier, ganz gleich ob von Huhn, Ente oder Wachtel, sind milchzuckerfrei.

Fette und Öle

Bewertung	Lebensmittel	Hersteller
✿✿✿	Alsan-S (N)	Alsan
✿✿✿	Becel Diät-Pflanzencreme	Unilever
✿✿✿	becel Diät-Pflanzenfett	Unilever
✿✿✿	Becel pro activ Diät-Halbfett-margarine	Unilever
✿✿✿	Biskin Öl	Biskin
⚡	Biskin Pflanzencreme mit Butteraroma	Biskin
✿✿✿	Bio Soya Backen und Streichen	Provamel (N)

EINKAUFS-TABELLEN

47

Fette, Öle und Eier

Bewertung	Lebensmittel	Hersteller
✪	Butter, Kräuterbutter	
✪✪✪	Butterschmalz	
✪✪✪	Die Gute	Eden (R)
✪✪✪	Die Leichte	Eden (R)
✪✪✪	Extra Vital	Vitaquell (R)
✪✪✪	Gänseschmalz	
⚡	Halbfettbutter	
✪✪✪	Heiße Küche	Vitaquell (R)
✪✪✪	iß fünf	Eden (R)
✪✪✪	Kokosfett	
⚡	Lätta Halbfettmargarine	Unilever
✪✪✪	Margarine	Naturata (N)
✪✪✪	m'Olivo	Vitaquell (R)
✪✪✪	Olima	Eden (R)
✪✪✪	Omega 3	Vitaquell (R)
✪✪✪	Omega Nuss	Eden (R)
✪✪✪	Palmin, Palmin soft	Palmin
✪✪✪	Palmkernfett	
✪✪✪	Pflanzencreme mit mildem Olivenöl	Bertolli
✪✪✪	Sanavit Gourmet-Margarine	Naturata (N)
✪✪✪	Schweineschmalz	
✪✪✪	Unsere Vollwertige	Vitaquell (R)
✪✪✪	Vitasieg	Vitaquell (R)
✪✪✪	Vitazell und Vitazell leicht	Vitaquell (R)

Eier

Bewertung	Lebensmittel
✪✪✪	Eier, alle Sorten und in jeder Form

Getreide, Flocken und Mehl ◀

Getreide und was daraus gemacht wird

Getreide pur enthält keinerlei Milchzucker, auch die getreideähnlichen Körner Amaranth, Buchweizen und Quinoa sind frei von Milchzucker. Die meisten Brotsorten und Brötchen sind milchzuckerfrei. Milchzucker kann bei Backwaren aus technologischen Gründen zugesetzt sein. Er sorgt nämlich dafür, dass das Gebäck schön aufgeht. Beim Einkauf von loser Ware sollten Sie deshalb immer nachfragen und im Zweifelsfall direkt mit dem Bäcker sprechen bzw. bei Ware aus Großbäckereien bei der Zentrale schriftlich anfragen. Die meisten Müslisorten sind laktosefrei, Bestandteile wie Schokolade oder Jogurt weisen auf Milchbestandteile hin. Wer ganz sicher gehen möchte, mischt sich sein Müsli selbst. Nudeln und Spätzle enthalten generell keinen Milchzucker. Bei Tortellini oder Ravioli kann die Füllung Milchzucker enthalten.

Getreide, Flocken und Mehl

Bewertung	Lebensmittel
✿✿✿	Amaranth
✿✿✿	Buchweizen
✿✿✿	Getreide, alle Sorten
✿✿✿	Getreideflocken, alle Sorten
✿✿✿	Grieß, alle Sorten
✿✿✿	Kleie (z. B. Haferkleie, Weizenkleie)
✿✿✿	Mehl, alle Sorten
✿✿✿	Quinoa

EINKAUFS-TABELLEN

Getreide und was daraus gemacht wird

Brot und Brötchen

Bewertung	Lebensmittel	Hersteller
✪✪✪	Baguette zum Fertigbacken	Golden Toast
✪✪✪	Bio Dinkelbrot	Schnitzer (N,R)
✪✪✪	Ciabatta-Brötchen	Golden Toast
✪✪✪	Dinkel-Vollkorn-Toast	Spielberger (N)
✪✪✪	Dinkel-Ciabatta, Brotback-mischung	Spielberger (N)
✪✪✪	Dunkles Vollkornbrot	Lieken Urkorn
✪✪✪	Fit For Fun Balance und Power Brot	Pema
⚡	Fit For Fun Energy Brot	Pema
✪✪✪	Gemischte Brötchen	Golden Toast
✪✪✪	Grahambrot	Lieken Urkorn
✪✪✪	Kleine Sonne	Lieken Urkorn
✪✪✪	Knäckebrot »Roggen dünn«	Wasa
✪✪✪	Knäckebrot »Rustikal«	Wasa
✪✪✪	Knäckebrot »Sesam«	Wasa
✪✪✪	Knäckebrot »Vollkorn«	Wasa
✪✪✪	Knäckebrot Delikatess	Alnatura
✪✪✪	Laugenbrezeln und -stangen	Bofrost (H)
⚡	Milchbrötchen	
✪✪✪	Original französische Baguette-Brötchen	Bofrost (H)
✪✪✪	Original italienische Mini-Ciabatta	Bofrost (H)
✪✪✪	Pumpernickel	Pema
✪✪✪	Roggen Vollkorn Brot	Alnatura
✪✪✪	Sesam-Vollkorn-Knäckebrot	Spielberger (N)
✪✪✪	Sonnenblumenbrot	Lieken Urkorn

Müsli ▶

Bewertung	Lebensmittel	Hersteller
✿✿✿	Sonntagsbrötchen	Golden Toast
✿✿✿	Spezial leicht	Pema
✿✿✿	Vollkorn-Brotkorb	Bofrost (H)
✿✿✿	Vollkorn-Sonne	Pema

Müsli

Bewertung	Lebensmittel	Hersteller
✿✿✿	Aktiv-Mischung	Seitenbacher
✿✿✿	Basis Früchte Müsli	Spielberger (N)
✿✿✿	Basis Müsli	Rapunzel (N)
✿✿✿	Amaranth-Popps	Dr. Ritter (R)
✿✿✿	Bio-Frühstücks-Mischung	Seitenbacher
✿✿✿	Chocos	Kellogg's
✿✿✿	Clusters Mandel-Nuss	Nestlé
⚡	Clusters Schokolade	Nestlé
⚡	Confiserie Müsli	Seitenbacher
✿✿✿	Cornflakes	diverse
✿✿✿	Crunchy Nut Corn Flakes	Kellogg's
⚡	Day Vita Flakes und Day Vita Sticks	Kellogg's
✿✿✿	Dinkel Crunchy Waldbeere	Alnatura
✿✿✿	Dinkel Krunchy	Barnhouse (N)
✿✿✿	Dinkel-Flakes	diverse
✿✿✿	Erdbeer Krunchy	Barnhouse (N)
✿✿✿	Extra ohne Rosinen	Seitenbacher
✿✿✿	Fit for Fun »active muesli«	Kölln
✿✿✿	Fitness & Berries	Nestlé
✿✿✿	Frosties	Kellogg's
✿✿✿	Früchte Müsli	Rapunzel (N)

EINKAUFS-TABELLEN

Getreide und was daraus gemacht wird

Bewertung	Lebensmittel	Hersteller
❀❀❀	Früchte-Müsli	rinatura
❀❀❀	Honey Loops	Kellogg's
❀❀❀	Klassik Krunchy	Barnhouse (N)
❀❀❀	Knusperflakes Müsli Honig	Kölln
⚡	Knusperflakes Müsli Schoko	Kölln
⚡	Knusprige Haferfleks Schoko	Kölln
❀❀❀	Knusprige Haferfleks	Kölln
❀❀❀	Mandel Ahorn Crunchy	Rapunzel (N)
❀❀❀	Nuss-Müsli	Alnatura
❀❀❀	Prebiotisches Megafrucht-Müesli	Dr. Ritter (R)
❀❀❀	Rice Krispies	Kellogg's
⚡	Schoko Krunchy	Barnhouse (N)
⚡	Special K, alle Sorten	Kellogs
❀❀❀	Smacks	Kellogg's
❀❀❀	Toppas, alle Sorten	Kellogg's
❀❀❀	Tropic Müsli	Rapunzel (N)
❀❀❀	Tropische Mischung	Seitenbacher
❀❀❀	Vitamin-Flakes	Schneekoppe
❀❀❀	Vitamin Frühstück 10 Früchte	Schneekoppe
⚡	Vitamin Frühstück Schoko-Kakao	Schneekoppe
❀❀❀	Weizenpoppies mit Ahornsirup	Rapunzel (N)

Teigwaren

Bewertung	Lebensmittel	Hersteller
❀❀❀	Nudeln, trocken ohne Füllung, alle Sorten	diverse
❀❀❀	Spätzle, alle Sorten	diverse
⚡	Tortelloni und Tortellini	Barilla

Gemüse, Gemüseprodukte, Kräuter, Pilze und Hülsenfrüchte ▶

Frisch und knackig

Obst und Gemüse naturbelassen ist immer laktosefrei. Auch Tiefkühlware ist frei von Laktose, wenn sie keinerlei Zusätze wie Saucen, Gewürze oder Sahne enthält. Dies gilt auch für Gemüsekonserven, wie Sauerkraut, Gewürzgurken oder Mixed Pickles. Obstkonserven, Fruchtmuse und Trockenfrüchte pur sind ebenfalls laktosefrei.

Obst, Obstprodukte, Trockenfrüchte

Bewertung	Lebensmittel	Hersteller
✪✪✪	Obst, alle Sorten, frisch oder tiefgekühlt ohne Zusätze	
✪✪✪	Apfel-Mangomark, Apfelmark	Bauck (N)
✪✪✪	Apfelmus, Apfelkompott	
✪✪✪	Libby's Früchte, alle Sorten	Libby's
✪✪✪	Obstkonserven, alle Sorten	Natreen,
✪✪✪	Obstkonserven, alle Sorten	Odenwald
✪✪✪	Trockenfrüchte, alle Sorten, pur ohne Zusätze	
✪	Trockenfrüchte mit Schokoladenüberzug	

Gemüse, Gemüseprodukte, Kräuter, Pilze und Hülsenfrüchte

Bewertung	Lebensmittel	Hersteller
✪✪✪	Gemüse, alle Sorten, frisch oder tiefgekühlt ohne Zusätze	
✪✪✪	Hülsenfrüchte, alle Sorten ohne Zusätze	

EINKAUFS-TABELLEN

Frisch und knackig

Bewertung	Lebensmittel	Hersteller
✪✪✪	Kräuter, alle Sorten, frisch, tiefgekühlt oder getrocknet ohne Zusätze	
✪✪✪	Pilze, alle Sorten, frisch, tiefgekühlt oder getrocknet ohne Zusätze	
✪✪✪	Apfel-Rotkohl Minis	Iglo
✪✪✪	Apfelrotkohl und Apfel-rotkohl Täglicher Genuss	Hengstenberg
✪✪✪	Balsamico Gürkchen mild-würzig und pikant-würzig	Hengstenberg
⚡	Blattspinat Gorgonzola	Iglo
⚡	Buttergemüse	Iglo
✪✪✪	Edler Garten Mix	Frosta
✪✪✪	Farmers Gemüse	Iglo
✪✪✪	Milchsaure Gemüse	Eden (R)
✪✪✪	Mildessa 3 Minuten	Hengstenberg
✪✪✪	Mildessa Ananas Kraut	Hengstenberg
✪✪✪	Pfannengemüse »Bauern Art«	Iglo
⚡	Pfannengemüse »Chinesisch«	Iglo
✪✪✪	Pfannengemüse »Französisch«	Iglo
⚡	Rahm-Karotten	Iglo
⚡	Rahmspinat, Rahmspinat minis, Rahmblattspinat	Iglo
✪✪✪	Rotessa Rotkohl	Hengstenberg
✪✪✪	Spargel, alle Sorten	Libby's
✪✪✪	Suppengemüse mit würziger Gemüsebrühe	Iglo
✪✪✪	Wok Mix	Frosta

Nüsse und Samen ◀

Kartoffeln und Kartoffelprodukte

Bewertung	Lebensmittel	Hersteller
✿✿✿	Backofen frites	Bofrost (H)
✿✿✿	Backofen Knusper Pommes	Bofrost (H)
✿✿✿	Bratkartoffeln	Bofrost (H)
✿✿✿	Bratkartoffeln »Die Klassischen«	Pfanni
✿✿✿	Gnocchi	Pfanni
✿✿✿	Kartoffelklöße	Bofrost (H)
✿✿✿	Kartoffel Knödel-Teig halb & halb	Pfanni
✿✿✿	Kartoffel Knödel und Püree	Alnatura
✿✿✿	Kartoffel Knödel, Puffer und Püree	Bruno Fischer (N)
✿✿✿	Pellkartoffeln, Salzkartoffeln	
✿✿✿	Kartoffel Püree Natur	Bauck (N)
✿✿✿	Reibekuchen	Bofrost (H)
✿✿✿	Reibekuchen Teig-Mix	Pfanni
✿✿✿	Rosmarin-Kartoffeln	Bofrost (H)

EINKAUFS-TABELLEN

Nüsse und Samen

Alle Nüsse und alle Samen (z.B. Sonnenblumen- oder Kürbiskerne) sind frei von Milchbestandteilen. Sie sind darüber hinaus eine gute Kalziumquelle und liefern wertvolles pflanzliches Fett mit ungesättigten Fettsäuren.

Bewertung	Lebensmittel
✿✿✿	Nüsse, Samen natur ohne Zusätze

Für Schleckermäuler

Fleischersatzprodukte, besondere vegetarische Lebensmittel

Bewertung	Lebensmittel	Hersteller
✪✪✪	Danga Rostbratwürstchen	Vitaquell (R)
✪✪✪	Wie Pfannen-Gyros bio	Heirler (R)
✪✪✪	Frankfurter, rein pflanzliche Tofuwürstchen	Alnatura
✪✪✪	Pasteten-Aufschnitt Westfälische Art	Heirler (R)
✪✪✪	Soja Leberwurst, fein u. grob	Eden (R)
✪✪✪	Soja Teewurst	Eden (R)

Für Schleckermäuler

Kuchen, Kekse, Schokolade – vieles, das süß ist, enthält auch Milch oder Milchzucker. Es gibt jedoch auch einige milchzuckerfreie Schleckereien. Wenn Sie Kekse oder Kuchen selbst zubereiten, können Sie dies ohne Verwendung von Milchprodukten tun. Viele Sorten Bitterschokolade – jedoch nicht alle – sind ohne Milchbestandteile. Fruchtsorbet und Desserts auf Fruchtbasis wie Rote Grütze sind in der Regel milchzuckerfrei. Dagegen sind fast alle gängigen Eissorten wie Schokolade, Vanille, Erdbeer milchzuckerhaltig.

Kuchen, Fertig-Teige

Bewertung	Lebensmittel	Hersteller
✪✪✪	Apfel-Strudel	Coppenrath & Wiese

Kuchen, Fertig-Teige ▶

Bewertung	Lebensmittel	Hersteller
⚡	Amerikaner	
✪✪✪	Cafeteria Mini-Berliner	Coppenrath & Wiese
✪✪✪	Biskuit leicht	
⚡	Butterkuchen	
⚡	Comtess Choco Chips-Kuchen	Bahlsen
✪✪✪	Comtess Marmor Diät	Bahlsen
⚡	Comtess Zitronen-Kuchen	Bahlsen
⚡	Dresdner Stollen	
✪✪✪	Feiner Biskuit-Tortenboden	Spielberger (N)
✪✪✪	Feiner Dinkel-Tortenboden	Spielberger (N)
✪✪✪	Frischteig Rührkuchen	Nestlé
✪✪✪	Frischteig Zitronenkuchen	Nestlé
✪✪✪	Hefe-Obstkuchen-Teig	Mondamin
⚡	Hefezopf	
⚡	Käsekuchen	
⚡	Käsesahnetorte	
✪✪✪	Möhren-Nuss-Torte aus Biskuitmasse	
⚡	Nusshörnchen	
⚡	Nusskuchen	
✪✪✪	Plätzchenteige Mürbeteig	Nestlé
⚡	Quarkstrudel	
✪✪✪	Schokokuchen Backmischung	Bauck (N)
⚡	Schwarzwälder Kirschtorte	
⚡	Topfenstrudel	
✪✪✪	Windbeutel pur	
⚡	Windbeutel mit Sahne und Kirschen	

EINKAUFS-TABELLEN

Für Schleckermäuler

Bewertung	Lebensmittel	Hersteller
⚡	Zwetschgenkuchen aus Hefeteig	
⚡	Zwiebelkuchen	
✪✪✪	Pizzateig	Buitoni
✪✪✪	Pizzateig	Mondamin

Kekse und Kleingebäck

Bewertung	Lebensmittel	Hersteller
✪✪✪	ABC	Bahlsen
✪✪✪	Azora	Bahlsen
✪✪✪	Biskuitzungen mit/ohne Schokolade	Riba
⚡	Chokini	Bahlsen
✪✪✪	Choco-Sesamini	Rapunzel (N)
⚡	Cookies Classic	Griesson
✪✪✪	Diät-Apfeltaschen	Schneekoppe
✪✪✪	Dinkel Butter Gebäck	Alnatura
✪✪✪	Dinkel-Schoko-Orangen-Kekse	Bohlsener Mühle (N)
✪✪✪	Dinkel Vanille Kipferl	Alnatura
✪✪✪	Dinkel-Vollkorn-Flammende-Herzen ungefüllt	Werz (N,R)
✪✪✪	Dinkel Zwieback	Alnatura
✪✪✪	Dinkel-Zwieback	Spielberger (N)
✪✪✪	Dominosteine mit Zartbitter-schokolade	Schulte
✪✪✪	Einkorn-Taler Hafer	Bohlsener Mühle (N)
✪✪✪	Elisenlebkuchen mit Glasur	Bahlsen

Riegel und Fruchtschnitten ▶

Bewertung	Lebensmittel	Hersteller
⚡	Florentiner	Tekrum
✿✿✿	Gefüllte Lebkuchenherzen	Alnatura
✿✿✿	Hafer Dinkel Kekse	Alnatura
✿✿✿	Haferlinge	Bohlsener Mühle (N)
⚡	Hannover Waffeln	Bahlsen
✿✿✿	Hobbits kernig	Brandt
✿✿✿	Honigwaffeln	Alnatura
✿✿✿	Kokosmakronen mit/ohne Zartbitterschokolade	Schulte
✿✿✿	Mini Schoko Printen mit Zartbitterschokolade	Schulte
⚡	Prinzenrolle	DeBeukelaer
✿✿✿	Prinzess-Lebkuchen mit Zartbitterschokolade	Schulte
✿✿✿	Schoko-Bissen	Schulte
✿✿✿	Sesamini	Rapunzel (N)
✿✿✿	Vollkorn-Haselnuss-Kekse, Bio	rinatura
✿✿✿	Vollkorn-Zimtwaffeln, Bio	rinatura
✿✿✿	Vollkorn-Kekse, Bio	rinatura
✿✿✿	Weizen-Zwieback	Spielberger (N)
✿✿✿	Zimtsterne	Schulte

Riegel und Fruchtschnitten

Bewertung	Lebensmittel	Hersteller
✿✿✿	Apfel Frucht-Riegel	Alnatura
✿✿✿	Aprikosen-Fruchtschnitte	GranoVita (R)
✿✿✿	Aprikosen Fruchtschnitte	Alnatura
✿✿✿	Beeren-Fruchtschnitte	GranoVita (R)

EINKAUFS-TABELLEN

Für Schleckermäuler

Bewertung	Lebensmittel	Hersteller
✿✿✿	Be Nuts Nussriegel, alle Sorten	Schnitzer (N, R)
✿✿✿	Fruchtschnitte Apfel	Schneekoppe
✿✿✿	Fruchtschnitte Banana-Mix	Rapunzel (N)
✿✿✿	Fruchtschnitte Jogging-Mix	Rapunzel (N)
✿✿✿	Fruchtschnitte Orange	Schneekoppe
✿✿✿	Gourmet-Riegel, Sorten Apfelstrudel, Himbeer, Dattel-Orange	Evers (N)
✿✿✿	MüesliPause Cranberry und Mandel-Nuss	Schneekoppe
⚡	Müslix Schokolade und weiße Schoko	Kellogg's
✿✿✿	Sanddorn Frucht-Riegel	Alnatura
✿✿✿	Sesam Krokant Riegel	Alnatura
⚡	Special K Riegel, alle Sorten	Kellog's
✿✿✿	Vollkorn-Müsli-Riegel	Seitenbacher

Süßigkeiten

Bewertung	Lebensmittel	Hersteller
⚡	Balisto, alle Sorten	Masterfoods
✿✿✿	BioNegro Schokolade	Rapunzel (N)
⚡	Choco Crossies	Nestlé
✿✿✿	Edelbitter Schokolade, alle Sorten	Hachez
✿✿✿	Edelbitter-Schokolade	Ritter-Sport
✿	Feinbitter-Praliné	Naturata (N)
✿✿✿	Feine Bitter Orange Schokolade	Alnatura
✿✿✿	Feine Bitter Schokolade	Alnatura

Süßigkeiten ▶

Bewertung	Lebensmittel	Hersteller
✪✪✪	Football Mix	Haribo
✪✪✪	Fruchtgummis	Seitenbacher
✪✪✪	Fruchthütchen alle Sorten	Seitenbacher
✪✪✪	Fruity Smarties	Nestlé
✪✪✪	Goldbären	Haribo
✪✪✪	Halbbitter-Schokolade	Ritter-Sport
✪✪✪	Happy Cola	Haribo
✪✪✪	Kaubonbon	Maoam
⚡	Kinderschokolade und alle Kinder-Produkte	Ferrero
⚡	Kitkat, alle Sorten	Nestlé
⚡	Knusperflakes-Schokolade	Ritter Sport
⚡	Krachnuss Schokolade	Rapunzel (N)
⚡	Latte Macchiato-Stick	Rapunzel (N)
✪✪✪	Mandelsplitter Schokolade mit Mandelstücken	Naturata (N)
⚡	Mars	Masterfoods
✪✪✪	Marzipankartoffeln	diverse
✪✪✪	Marzipan-Schokolade	Ritter-Sport
⚡	Milka-Schokolade, alle Sorten	Milka
✪✪✪	Mon Chéri	Ferrero
✪✪✪	Nuss & Frucht Mountain	Rapunzel (N)
✪✪✪	Pfefferminz Schokolade	Alnatura
✪✪✪	Pfefferminz-Schokolade	Ritter-Sport
⚡	Rocher	Ferrero
✪✪✪	Rotella Schnecken	Haribo
✪✪✪	Saftbären	Haribo
✪✪✪	Sali-Kritz	Haribo
✪✪✪	Saure Pommes	Haribo

EINKAUFS-TABELLEN

Für Schleckermäuler

Bewertung	Lebensmittel	Hersteller
✪✪✪	Süsse Mäuse	Haribo
✪✪✪	tic tac und tic tac Icegloo	Ferrero
⚡	Twix	Masterfoods
✪✪✪	Zartbitter Schokolade, alle Sorten	Rapunzel (N)

Desserts

Bewertung	Lebensmittel	Hersteller
✪✪✪	Apfelkompott, Apfelmus	
⚡	Bayerische Creme	
⚡	Birne Helene	
✪✪✪	Dessertsaucen, Amarena-Kirsch, Cassis, Erdbeer, Himbeer und Pfirsich-Mango	Schwartau
⚡	Kaiserschmarrn	
⚡	Pfirsich Melba	
✪✪✪	Puddingpulver Schokolade	Mondamin
✪✪✪	Puddingpulver Vanille-Geschmack	Mondamin
✪✪✪	Rote Grütze Fruchtdessert, Bio	rinatura
✪✪✪	Rote Grütze, alle Sorten	Schwartau
⚡	Schokoladenpudding	
✪✪✪	Schoko-Puddingpulver	Rapunzel (N)
✪✪✪	Soja Dessert, alle Sorten	Alpro Soja
⚡	Topfenpalatschinken (Quarkpfannkuchen)	
⚡	Vanillepudding	
✪✪✪	Vanille-Puddingpulver	Rapunzel (N)
✪✪✪	Weingelee	

Eis ◄

Eis

Bewertung	Lebensmittel	Hersteller
✪✪✪	Beach Cola	Schöller
✪✪✪	Calippo Cola	Langnese
✪✪✪	Calippo Erdbeer Tropical	Langnese
✪✪✪	Capri	Langnese
✪✪✪	Caretta Orange und Pink Grapefruit	Schöller
✪✪✪	Citronen Sorbet	Mövenpick
⚡	Cornetto, alle Sorten	Langnese
⚡	Eiskaffee	
✪✪✪	Erdbeereiscreme	Rachelli (N)
⚡	Erdbeereis	
✪✪✪	Flutschfinger Heimspiel	Langnese
✪✪✪	Fruit Garden	Langnese
⚡	Goal Fan-Sticks	Schöller
⚡	Kaktus	Schöller
✪✪✪	Kolorki	Langnese
⚡	Macao, alle Sorten	Mövenpick
⚡	Magnum, alle Sorten	Langnese
✪✪✪	Mango Sorbet	Rachelli (N)
⚡	Manhattan, alle Sorten	Schöller
⚡	Mövenpick Hauspackungen, alle Sorten außer Citronen Sorbet	Mövenpick
⚡	Schokoladeneis	
⚡	Vanilleeis	
⚡	Viennetta, alle Sorten	Langnese
✪	Zitroneneis	
✪✪✪	Zitronensorbet	Rachelli (N)

EINKAUFS-TABELLEN

Zum Kochen und Verfeinern

Ohne Würze – süß oder pikant – geht es nicht. Gewürze pur und getrocknete Kräuter sind in der Regel laktosefrei. Alle angefragten Hersteller von Gewürzen konnten bestätigen, dass ihre Einzelgewürze laktosefrei sind. Gewürzmischungen enthalten jedoch manchmal Laktose. Würzmittel oder -saucen sind häufig laktosehaltig. Meiden Sie Fertigwürze und entdecken Sie wieder die Aromen frischer Kräuter und Gewürze.

Süßungsmittel wie Zucker oder Honig sind laktosefrei. Süßstoffe in Tablettenform können Laktose enthalten.

Gewürze und Würzmittel

Bewertung	Lebensmittel	Hersteller
✪✪✪	Apfelessig und Apfelessig naturtrüb	Hengstenberg
✪✪✪	Bärlauch Essig	Hengstenberg
✪✪✪	Balsamico-Essig, alle Sorten	Hengstenberg
✪✪✪	Brühwürfel	Maggi
✪✪✪	Bayerisch Süß	Löwensenf
✪✪✪	Bouillon Rusticale (Glas)	Maggi
✪✪✪	Brühwürfel Gemüse	Alnatura
✪	Cenofix mit Kräutern	Cenovis (R)
✪✪✪	Cenofix universell	Cenovis (R)
✪✪✪	Delikatess-Brühe	Knorr
✪✪✪	Delikatessbrühe mit Biohefe	Rapunzel (N)
✪✪✪	Delikatess Senf mittelscharf	Alnatura
✪✪✪	Dijon Senf	Hengstenberg
✪✪✪	Feuersenf	Hengstenberg

Gewürze und Würzmittel ◀

Bewertung	Lebensmittel	Hersteller
✿✿✿	Fondor, alle Sorten	Maggi
✿✿✿	Frühlingskräuter	Knorr Kräuterlinge
✿✿✿	Ganzkornsenf	Tartex (R)
✿✿✿	Gekörnte Brühe	Maggi
✿✿✿	Gemüsebrühe, alle Sorten	rinatura
✿✿✿	Gemüse-Brühwürfel alle Sorten	Rapunzel (N)
✿✿✿	Gemüse-Kraftbouillon	Knorr
✿✿✿	Gewürzmischung Nr. 1-Gebratenes Fleisch	Maggi
✿✿✿	Kräuter der Provence	Knorr Kräuterlinge
✿✿✿	Gomasio	Rapunzel (N)
✿✿✿	Klare Fleischsuppe	Maggi
✿✿✿	Klare Gemüsebrühe	Maggi
✿✿✿	Klare Suppe	Rapunzel (N)
✿✿✿	Kräuter Essig	Hengstenberg
✿✿✿	Kräutersalz (jodiert/unjodiert)	Alnatura
✿✿✿	Mittelscharfer Senf	Develey
✿✿✿	Paprikamark	Hengstenberg
✿✿✿	Rotweinessig, Weißweinessig	Hengstenberg
✿✿✿	Senf, alle Sorten	Thomy
✿✿✿	Sherryessig	Hengstenberg
✿✿✿	Sojasauce	Gut & Gerne
✿✿✿	Sojasauce	Kikkoman
✿✿✿	Tabasco Chilisauce	Tabasco
✿✿✿	Speisesalz	

EINKAUFS-TABELLEN

Zum Kochen und Verfeinern

Süßungsmittel

Bewertung	Lebensmittel	Hersteller
✪✪✪	Ahornsirup	
✪✪✪	Apfelkraut	
✪✪✪	Birnendicksaft	
✪✪✪	Birnenkraut	
✪✪✪	Brauner Zucker, Rohrzucker	
⚡	Süßkraft fest	Schneekoppe
✪✪✪	Süßstoffe flüssig	
✪✪✪	Traubenzucker	
✪✪✪	Vanillezucker	
✪✪✪	Zucker	

Diverse Koch- und Backzutaten

Bewertung	Lebensmittel	Hersteller
✪✪✪	Agar-Agar	diverse
✪✪✪	Backpulver	diverse
✪✪✪	Gelatine	diverse
✪✪✪	Hefe, Trockenhefe	diverse
✪✪✪	Kakaopulver	diverse
✪✪✪	Kuchenglasur dunkel	Schwartau
✪✪✪	Marzipanrohmasse	Schwartau
✪✪✪	Mocca Bohnen	Schwartau
✪	Mohn-back	Schwartau
✪✪✪	Orangeat, Zitronat	diverse
✪✪✪	Zartbitterkuvertüre	Rapunzel (N)
✪✪✪	Tortengusspulver	diverse

Suppen ▶

Für die schnelle Küche

Fertigprodukte füllen inzwischen immer mehr Regale im Supermarkt. Viele dieser Produkte enthalten Laktose, auch wenn es auf den ersten Blick nicht zu vermuten ist. Häufig wird Laktose aus technologischen Gründen zugesetzt. Wer nicht ganz auf Fertigprodukte verzichten kann oder möchte, kann in den Tabellen fündig werden. Wenn Ihre Lieblingsprodukte nicht dabei sind, fragen Sie am besten beim Hersteller nach.

Suppen

Bewertung	Lebensmittel	Hersteller
☺☺☺	Bihunsuppe »Indonesia«, Magic Asia Suppen im Glas	Maggi
⚡	Bretonische Champignon Creme Suppe	Barnhouse (N)
⚡	Broccoli Cremesuppe, bio	Cenovis (R)
☺☺☺	Buchstabensuppe, Suppenliebe	Knorr
⚡	Champignon-Cremesuppe, Guten Appetit Suppen	Maggi
☺☺☺	Chinesische Gemüsesuppe, Meisterklasse Suppen	Maggi
☺☺☺	Deftiger Erbseneintopf, Wirtshaus Suppen	Maggi
☺☺☺	Fleischklößchen-Suppe m. Nudeln, Suppenliebe	Knorr
☺☺☺	Gartengemüse-Suppe m. Nudeln, aktiv	Knorr
☺☺☺	Frühlingssuppe, bio	Cenovis (R)

EINKAUFS-TABELLEN

Für die schnelle Küche

Bewertung	Lebensmittel	Hersteller
✪✪✪	Gulaschsuppe, Heißer Becher	Maggi
✪✪✪	Indische Dhal Linsensuppe	Barnhouse (N)
✪✪✪	Italienische Minestrone	Barnhouse (N)
⚡	Kartoffelcremesuppe mit Bärlauch, aktiv	Knorr
✪✪✪	Kartoffelcreme-Suppe, Suppenklassiker	Cenovis (R)
⚡	Kürbis-Creme Suppe, Meisterklasse Suppen	Maggi
⚡	Lauch Creme Suppe Instant	Barnhouse (N)
✪✪✪	Linsensuppe	Bofrost (H)
✪✪✪	Minestrone, bio	Cenovis (R)
✪✪✪	Ochsenschwanz Suppe, Guten Appetit Suppen	Maggi
✪✪✪	Rindfleisch-Suppe, Guten Appetit Suppen	Maggi
⚡	Spargelcremesuppe bio	Cenovis (R)
✪✪✪	Strauchtomatensuppe, Gemüse satt	Knorr
✪✪✪	Suppenterrine Kohlsuppe Asia, Classic und Mediterran	Maggi
✪✪✪	Thaisuppe mit Gemüse & Nudeln, Feelgood Suppen	Maggi
✪✪✪	Tomatencreme mit Croutons, Heißer Becher	Maggi
✪✪✪	Tomatencreme Suppe	Alnatura
✪✪✪	Tomatencreme Suppe, Guten Appetit Suppen	Maggi
✪✪✪	Tomaten Cremesuppe, bio	Cenovis (R)
✪✪✪	Tomatensuppe	Seitenbacher
✪✪✪	Zwiebelsuppe, Feinschmecker	Knorr

Saucen, Dips und Dressings ▶

Saucen, Dips und Dressings

Bewertung	Lebensmittel	Hersteller
✪✪✪	Barbecue Sauce	Kraft
✪✪✪	Bio Grillsauce Zigeuner	Vitaquell (R)
✪✪✪	Bratenfond classic (Glas)	Maggi
✪✪✪	Braune Sauce	Seitenbacher
✪✪✪	Chili Sauce	Kraft
✪✪✪	Curry Gewürz-Ketchup	Develey
✪✪✪	Curry-Ketschup	Knorr
✪✪✪	Curry-Tomate Sauce	Kraft
✪✪✪	Delikatess-Mayonnaise	Thomy
✪✪✪	Feine Braune Sauce	Tartex (R)
✪✪✪	Feine Pilz Sauce	Tartex (R)
✪✪✪	Gewürzketchup	Develey
✪✪✪	Gewürz Ketchup, Sorten Curry, Schaschlik und Tomate	Kraft
✪✪✪	Gourmet Bouillon Huhn oder Rind	Maggi
✪✪✪	Honig Senfcreme	Löwensenf
✪✪✪	Jäger-Sauce (Meisterklasse Saucen)	Maggi
⚡	Joghurt Salat-Creme	Thomy
✪✪✪	Mayonnaise (ohne Ei)	Alnatura
✪✪✪	Miracel Whip	Kraft
✪✪✪	Miracoli Pasta Sauce Feine Kräuter	Kraft
✪✪✪	Miracoli Pasta Sauce Pikante Chili	Kraft
✪✪✪	Nudelsauce mit Basilikum	Oro di Parma
✪✪✪	Pasta Fix Classico	Oro di Parma
✪✪✪	Nudelsauce mit Gemüse	Oro di Parma

EINKAUFS-TABELLEN

Für die schnelle Küche

Bewertung	Lebensmittel	Hersteller
✿✿✿	Pesto Ligure und Pesto Verde	Rapunzel (N)
✿	Pesto Siciliano	Rapunzel (N)
✿✿✿	Pfeffersauce, Delikatess Soßen	Maggi
✿✿✿	Remoulade	Develey
✿✿✿	Remoulade	Thomy
✿✿✿	Salat-Dressing Thousand Islands	Develey
✿✿✿	Sauce Arrabiata Tomaten & Chili, Spaghetteria	Knorr
✿✿✿	Sauce Bolognese, Spaghetteria	Knorr
✿✿✿	Schaschlik Sauce	Develey
✿✿✿	Shanghai Sauce	Develey
✿✿✿	Soße zu Geflügel, Gulasch und Hackbraten, Delikatess Soßen	Maggi
✿✿✿	Tomatenketchup	diverse
✿✿✿	Tomatensauce Familia	Rapunzel (N)
✿✿✿	Tomaten Sauce Klassik	Alnatura
✿✿✿	Tomaten Sauce Olive	Alnatura
✿✿✿	Tomaten und Basilikum	Bertolli
✿✿✿	Tomato al Gusto Champignon	Knorr
✿✿✿	Vegetarische Bolognese	Alnatura
✿✿✿	Vinaigrette, Sorten Aceto rosso, Balsamico, Basilikum und Limone	Bertolli
✿✿✿	Zigeuner-Sauce	Knorr
✿✿✿	Zwiebel-Sauce, Meisterklasse Saucen	Maggi

Fertigprodukte und Halbfertigprodukte

Bewertung	Lebensmittel	Hersteller
✪✪✪	Asiatische Gemüse Pfanne	Frosta
✪✪✪	Bami Goreng	Bofrost (H)
✪✪✪	Bio Dinkel-Pizzaböden (N,R)	Schnitzer
✪✪✪	Bio Gemüse-Reis-Pekingtopf	Eden (R)
✪✪✪	Bio Kartoffeleintopf	Eden (R)
⚡	Broccoli-Blumenkohl-Gratin	Iglo
✪✪✪	Bunter Bio Bohnentopf	Eden (R)
✪✪✪	Chop Suey, Magic Asia	Maggi
✪✪✪	Chinesische Knusper-Ente	Bofrost (H)
✪✪✪	Dinkel-Klößchen in Tomaten-Kräuter-Sauce	Tartex (R)
✪✪✪	Feuriger Bio Bohnentopf	Eden (R)
⚡	Filegro in Kräutersauce	Iglo
⚡	Filegro in Senf-Dill-Sauce	Iglo
✪✪✪	Filegro Müllerin Art	Iglo
✪✪✪	Fischstäbchen	Iglo
⚡	Fischer Pfanne Marseille	Frosta
✪✪✪	Fischer Pfanne Portofino	Frosta
✪✪✪	Fischer Pfanne Westerland	Frosta
⚡	Fischfrikadellen Büsumer Art	Frosta
✪✪✪	Fix für Chili con Carne	Knorr
✪✪✪	Fix für Nudel-Hackfleisch-Gratin	Knorr
✪✪✪	Fix für Schnitzel Mediterrane Art	Knorr
✪✪✪	Fix & Frisch Chili con Carne	Maggi
✪✪✪	Fix & Frisch Lasagne	Maggi

Für die schnelle Küche

Bewertung	Lebensmittel	Hersteller
✿✿✿	Fix & Frisch Puten-Schnitzel »Pizzaiola«	Maggi
✿✿✿	Freiburger Schmortopf	Tartex (R)
✿✿✿	Gebratene Nudeln, Magic Asia	Maggi
⚡	Gemüse Burger	Alnatura
✿✿✿	Gemüse-Kartoffelpfanne	Bofrost (H)
⚡	Gemüselasagne	Bofrost (H)
✿✿✿	Gemüse Ravioli (Dose)	Maggi
⚡	Geschnetzeltes Zürcher Art mit Spätzle	Erasco
✿✿✿	Gnocchi Pomodoro, Lust auf Süden	Maggi
⚡	Goldknusper-Filets Goldback und Spinat	Iglo
✿✿✿	Gratin Mediterrane	Iglo
✿✿✿	Gulasch-Pfanne	Frosta
✿✿✿	Hähnchen Curry	Frosta
✿✿✿	Hähnchen-Crunchys und -Stäbchen	Iglo
✿✿✿	Hähnchen-Pfanne	Bofrost (H)
⚡	Hähnchen süß-sauer	Knorr TK
✿✿✿	Halb & Halb Knödel (Pulver)	Maggi
⚡	Hühner-Reistopf	Erasco
✿	Italienische Gemüsepfanne	Frosta
✿✿✿	Kartoffel Knödel Halb & Halb im Kochbeutel	Maggi
✿✿✿	Linsentopf mit Speck, Ein Teller	Maggi
✿✿✿	Maultaschen-Gemüse-Pfanne	Bofrost (H)
✿✿✿	Mexikanischer Bohneneintopf	Evers (N)

Fertigprodukte und Halbfertigprodukte ▶

Bewertung	Lebensmittel	Hersteller
✪✪✪	Mirácoli Bolognese	Kraft
✪✪✪	Nasi Goreng	Frosta
✪✪✪	Napoli – Pasta in Tomaten-sauce, Spaghetteria	Knorr
✪✪✪	Nudelpfanne »Milano«	Bofrost (H)
✪✪✪	Nudeltopf mit Fleischklöß-chen, Ein Teller	Maggi
✪✪✪	Nudeltopf mit Huhn, Ein Teller	Maggi
✪	Paella	Frosta
✪✪✪	Penne Arrabiata	Maggi Lust auf Süden
✪✪✪	Penne Bolognese	Knorr TK
✪✪✪	Pfannkuchen Teig-Mix »Der Herzhafte«	Mondamin
✪✪✪	Piraten-Stäbchen	Frosta
⚡	Ragout Ungarisch	Tartex (R)
✪✪✪	Ravioli Bolognese, Ein Teller	Maggi
✪✪✪	Ravioli »Diavoli« (Dose)	Maggi
✪✪✪	Ravioli in Tomatensauce (Dose)	Maggi
✪✪✪	Ravioli mit Pilzen	Tartex (R)
✪✪✪	Reiskugeln Curry o. Risi Bisi	Maggi
✪✪✪	Reistopf mit Huhn, (Dose)	Maggi
✪✪✪	Rindersaftgulasch	Bofrost (H)
✪✪✪	Schaschliktopf	Bofrost (H)
⚡	Schinken-Nudeln, Wirtshaus	Maggi
✪✪✪	Schlemmer-Filet à la Bordelaise	Iglo
✪✪✪	Schlemmer-Filet Champignon	Iglo
⚡	Schlemmer-Filet Italiano	Iglo

EINKAUFS-TABELLEN

Für die schnelle Küche

Bewertung	Lebensmittel	Hersteller
✿✿✿	Schlemmer-Pfanne Toscana	Iglo
✿✿✿	Semmelknödel im Kochbeutel	Maggi
✿✿✿	Spaghetti Bolognese (Dose)	Maggi
✿✿✿	Spaghetti Bolognese, 5 Minuten Terrine	Maggi
✿✿✿	Spaghetti in Tomatensauce, 5 Minuten Terrine	Maggi
⚡	Spinat-Kartoffelauflauf	Bofrost (H)
⚡	Steaklets	Iglo
⚡	Taglitelle Salmone	Frosta
✿✿✿	Thai Green Curry	Frosta
✿✿✿	Vollwert-Gemüse-Puffer	Bofrost (H)
✿✿✿	Wok Red Curry-Kokos	Frosta
⚡	Zwetschgenknödel	Iglo

Herzhafte Brotaufstriche und Feinkostsalate

Bewertung	Lebensmittel	Hersteller
✿✿✿	Apfel-Zwiebel-Schmalz	Evers (N)
✿✿✿	Bärlauch-Creme	Granovita (R)
⚡	Brotaufstrich Geflügel	Nadler
✿✿✿	Brotaufstrich Paprika-Nuss	Alnatura
⚡	Brunch, alle Sorten	Unilever
✿✿✿	Bruschetta Bio, alle Sorten	Tartex (R)
✿✿✿	Cremisso Bio, alle Sorten	Tartex (R)
✿✿✿	Feine Pastete Kräuter der Provence	Schneekoppe
✿✿✿	Feine Pastete Ungarisch	Schneekoppe
⚡	Fleischsalat mit feiner Salatcreme	Nadler

Herzhafte Brotaufstriche und Feinkostsalate ◀

Bewertung	Lebensmittel	Hersteller
⚡	Geflügelsalat	Du darfst
☺☺☺	Geflügelsalat	Vitaquell (R)
☺☺☺	Geflügelsalat mit Ananas und Mandarinen	Nadler
⚡	Hähnchenbrustsalat, vital	Homan
☺☺☺	Heringsalat mit roter Bete	Nadler
☺☺☺	Herzhafte Brotaufstriche, alle Sorten außer Tomate-Basilikum	Bruno Fischer (N)
☺☺☺	Holstener Liesel	GranoVita (R)
⚡	Krabbensalat	Du darfst
☺☺☺	Kürbiskern Aufstrich	Rapunzel (N)
☺☺☺	Olivenpaste	Rapunzel (N)
⚡	Party-Salat mit Weißkraut und Gurken	Nadler
☺☺☺	Pastete Oliven	Alnatura
☺☺☺	Pasteten, alle Sorten außer »Räucher«	Vitaquell (R)
⚡	Russischer Salat	
☺☺☺	Sandwich-Pastete, alle Sorten	GranoVita (R)
☺☺☺	Schlemmerpasteten, alle Sorten	Evers (N)
☺☺☺	Vegetabile Freiburger Schmalztöpfle, alle Sorten	Tartex (R)
☺☺☺	Vegetabile Pastete, alle Sorten	Tartex (R)
⚡	Waldorfsalat	Nadler
☺☺☺	Zigeuner Salat	Nadler
☺☺☺	Zwiebelschmalz	Alnatura

EINKAUFS-TABELLEN

Für die schnelle Küche

Süße Brotaufstriche

Bewertung	Lebensmittel	Hersteller
✿✿✿	Apfel-Kraut	diverse
✿✿✿	Bio-Schokocrème alle Sorten	Dr. Ritter (R)
✿✿✿	Birnen-Kraut	diverse
✿✿✿	Bonne Maman Konfitüren, Gelees, Marmeladen, alle Sorten	Bonne Maman
✿✿✿	Erdnussmus	diverse
✿✿✿	Gourmet Frühstück, alle Sorten außer Sorten mit Vanille	Mövenpick
✿✿✿	Grüner Hoof Bio-Fruchtaufstriche, alle Sorten	Dr. Ritter (R)
✿✿✿	Hagebuttenmus	Eden (R)
✿✿✿	Haselnussmus	Rapunzel (N)
✿✿✿	Honig, alle Sorten	
✿✿✿	Konfitüre Extra, alle Sorten außer Sorten mit Vanille	Schwartau
✿✿✿	Konfitüren Extra, alle Sorten	Eden (R)
✿✿✿	Mandel Traum	Rapunzel (N)
✿✿✿	Natreen Konfitüren	alle Sorten
⚡	Nutella	Ferrero
✿✿✿	Nuss-Mandel-Mix in Honig	Granovita
⚡	Nusspli Nuss-Nougat-Creme	Zentis
✿✿✿	Nuxi Schoko-Nuss-Creme	Vitaquell (R)
⚡	Samba Haselnuss	Rapunzel (N)
✿✿✿	Wellness Fruchtaufstrich, alle Sorten	Schwartau
⚡	Tiger Nuss-Nougat-Creme	Rapunzel (N)

Alkoholfreie Getränke ▶

Durstlöscher

Gesunde Durstlöscher sind Wasser, verdünnte Fruchtsäfte sowie Kräuter- und Früchtetees. Alle diese Getränke sind laktosefrei. Die meisten Sorten Kakao- oder Schokoladenpulver enthalten keinen Milchzucker. Erst durch die Zubereitung mit Milch wird das Ganze milchzuckerhaltig.

Alkoholfreie Getränke

Bewertung	Lebensmittel	Hersteller
✿✿✿	Apfelsaft	diverse
⚡	Capuccino	
✿✿✿	Caro Landkaffee Original	Nestlé
✿✿✿	Cola	Coca-Cola
✿✿✿	Fanta, alle Sorten	Coca-Cola
✿✿✿	Feinste heiße Schokolade	Nestlé
✿✿✿	Frucht- und Getreidekaffee pur	diverse
✿✿✿	Fruchtprickler, alle Sorten	Eckes-Granini
✿✿✿	FruchtTiger, alle Sorten	Eckes-Granini
✿✿✿	Granini-Säfte, alle Sorten	Eckes-Granini
✿✿✿	Heiße Schokolade	Naturata (N)
✿✿✿	Hohes C, alle Sorten	Eckes-Granini
✿✿✿	Ice Tea	Lipton
✿✿✿	Kaffee	
✿✿✿	La Bamba-Säfte, alle Sorten	Eckes-Granini
⚡	Latte macchiato	
✿✿✿	Limonade, alle Sorten	diverse
✿✿✿	Nescafé frappé Typ Eiskaffee	Nestlé

EINKAUFS-TABELLEN

Durstlöscher

Bewertung	Lebensmittel	Hersteller
✪✪✪	Orangennektar	diverse
✪✪✪	Orangensaft	diverse
✪✪✪	Punica Säfte, alle Sorten	Procter & Gamble
✪✪✪	Schoko Drink	Milka
✪✪✪	Spezi	Coca-Cola
✪✪✪	Suchard Express	Kraft
✪✪✪	Tee, alle Sorten	
✪✪✪	Tiger-Kakaogetränk	Rapunzel (N)
✪✪✪	Traubensaft	diverse
✪✪✪	Wasser und Mineralwasser	

Alkoholische Getränke

Bewertung	Lebensmittel
✪✪✪	Apfelwein
✪✪✪	Bier
✪✪✪	Cognac und Weinbrand
✪✪✪	Eierlikör
✪✪✪	Glühwein
✪✪✪	Klare Branntweine (klare Spirituosen)
✪✪✪	Malzbier
✪✪✪	Most
✪✪✪	Rum
✪✪✪	Sekt, Champagner
✪✪✪	Sherry
✪✪✪	Wein
✪✪✪	Whisky

Fürs Frühstück ▶

Fürs Frühstück

W er gut frühstückt, kann sich besser und länger konzentrieren. Ein Müsli ist für viele der Inbegriff eines gesunden Frühstücks. Üblicherweise wird ein Müsli mit Milch oder Jogurt zubereitet. Beides enthält reichlich Laktose. Wer Jogurt vertragen kann, kann damit sein Müsli zubereiten. Alternativen können Sojamilch oder Yofu sowie Fruchtsaft sein.

Bewertung	Lebensmittel	Hersteller
✿✿✿	Brötchen mit Margarine	
✿	Butter	
✿✿✿	Butterkäse	
✿✿✿	Camembert	
⚡	Cornflakes mit Milch und Zucker	
✿✿✿	Fitnessbrot	Pema
✿✿✿	Frühstücksschinken	Zimbo
✿✿✿	Gemischte Brötchen	Golden Toast
⚡	Halbfettbutter	
⚡	Hüttenkäse	
⚡	Kaffee mit Milch und Zucker	
✿✿✿	Knäckebrot »Köstlich«	Wasa
⚡	Knäckebrot »Mjölk«	Wasa
✿✿✿	Knackige Bio-Mischung	Seitenbacher
✿✿✿	Müsli mit Honig & Sesam, geröstet	Seitenbacher
✿✿✿	Tee, alle Sorten (ohne Milch)	
⚡	Vollkornbrot mit Frischkäse	

EINKAUFS-TABELLEN

Unterwegs und zwischendurch

Unterwegs und zwischendurch

Sehr viele Fast-Food-Produkte sind laktosehaltig. Beim Asia-Imbiss werden Sie meist laktosefrei bedient, da die meisten Asiaten keinen Milchzucker vertragen können. Für zwischendurch empfiehlt sich deshalb eher ein selbst gemachter Snack. Die meisten Knabberartikel sind dagegen frei von Milchzucker.

Imbiss und kleine Snacks

Bewertung	Lebensmittel	Hersteller
⚡	Apfeltasche	McDonald's
✪✪✪	Bifi, alle Sorten	Bifi
⚡	Big Mäc	McDonald's
✪	Bratwurst mit Senf	
⚡	Cheeseburger	McDonald's
⚡	Chef-Salat	McDonald's
⚡	ChickenBurger	Knorr TK
⚡	Chicken McNuggets	McDonald's
⚡	ClassicBurger	Knorr TK
⚡	Croissant aus Blätterteig	
✪	Currywurst mit Curryketchup und Brötchen	
⚡	Döner	
⚡	Fischmäc	McDonald's
✪✪✪	Gartensalat ohne Dressing	McDonald's
✪✪✪	Hamburger	McDonald's
⚡	McChicken	McDonald's
✪✪✪	McRib	McDonald's
⚡	Milchschnitte	Ferrero

Zum Knabbern ▶

Bewertung	Lebensmittel	Hersteller
☺☺☺	Multi-Fruchtschnitte	Alnatura
☺☺☺	Pommes frites	McDonald's
☺☺☺	Reis mit Gemüse/Fleisch vom Asia-Imbiss	
⚡	Schokocroissant	
⚡	Special K Riegel, alle Sorten	Kellog's
☺☺☺	Sushi	
☺	Wiener Würstchen mit Brötchen und Senf	

Zum Knabbern

Bewertung	Lebensmittel	Hersteller
☺☺☺	Bio Grissini aus Dinkel	Schnitzer (N,R)
☺☺☺	Bio Dinkel-Sesam-Brezeln	Schnitzer (N,R)
☺☺☺	Chips Sorten Ready Salted und Red Paprika	Chio
☺☺☺	Chipsfrisch Sorten gesalzen, Oriental, ungarisch und Peperoni	Funny-Frisch
☺☺☺	Cräcker Sesam	Bohlsener Mühle (N)
☺☺☺	Crosties Cereal	Wasa
☺☺☺	Dinkel Brezel, Dinkel Stangen	Alnatura
☺☺☺	Erdnüsse, geröstet (gesalzen)	diverse
☺☺☺	Goldfischli Original	Wolf
☺☺☺	Grissini Classico	Byodo (N)
☺☺☺	Honig Pop-Corn	Mayka (N, R)
☺☺☺	Kartoffel-Chips natur (bio)	Mayka (N)
☺	Kartoffel-Chips Tomate & Basilikum (bio)	Mayka (N)

EINKAUFS-TABELLEN

Unterwegs und zwischendurch

Bewertung	Lebensmittel	Hersteller
✪✪✪	Mais-Chips (bio), alle Sorten	Mayka (N)
✪✪✪	Pop-Corn	Mayka
⚡	Reiswaffeln mit Schokolade	diverse
✪✪✪	Reiswaffeln natur	diverse
✪✪✪	Sesam Grissini	Rapunzel (N)
✪✪✪	Sticks, Vollkornbrezeln	Mayka
✪✪✪	Tortilla Chips Spicy Tomato	Chio
✪✪✪	Studentenfutter	

Mit Fleisch und Fisch ▶

Restaurant und Kantine

Im Restaurant oder der Kantine ist im Prinzip kein Gericht garantiert laktosefrei. Für jedes Gericht gibt es aber unterschiedliche Rezepte und Varianten. Die Liste soll Anhaltspunkte geben und darauf aufmerksam machen, wo Sie sich genau erkundigen müssen.

Mit Fleisch und Fisch

Bewertung	Lebensmittel
✪✪✪	Bouillabaisse
✪✪✪	Brathähnchen
✪✪✪	Bratkartoffeln mit Speck und Zwiebeln
✪✪✪	Chili con carne
✪✪✪	Filetsteak
✪	Filetsteak mit Kräuterbutter
⚡	Flädlesuppe
✪✪✪	Forelle blau
⚡	Frühlingsrolle
✪✪✪	Gulaschsuppe
✪✪✪	Hühnerbrühe mit Nudeln
⚡	Hühnerfrikassee
✪✪✪	Kabeljau gebraten, mit gedämpftem Gemüse
⚡	Kalbsgeschnetzeltes »Züricher Art«
✪✪✪	Kalbskotelett natur, gebraten
✪✪✪	Kartoffelsalat »westfälisch« mit Speck und Weißkohl
✪✪✪	Kohlrouladen mit Hackfleischfüllung
✪✪✪	Lammragout »türkische Art«
⚡	Lasagne

EINKAUFS-TABELLEN

Restaurant und Kantine

Bewertung	Lebensmittel
✪✪✪	Linsen-Eintopf mit Wurst und Spätzle
✪✪✪	Matjeshering mit Zwiebeln
⚡	Matjeshering nach Hausfrauenart
⚡	Musaká (Auflauf mit Auberginen und Hackfleisch)
✪✪✪	Nizza-Salat mit Tunfisch
✪✪✪	Osso buco milanese mit Sauce
✪✪✪	Peking-Ente
✪✪✪	Penne all'arrabiata (Nudeln mit Chili-Sauce)
✪✪✪	Pizza quattro stagioni
✪✪✪	Pizza salami
⚡	Putengeschnetzeltes mit Sahnesauce
✪✪✪	Putenschnitzel »italienische Art«
⚡	Rehbraten mit Sauce
✪✪✪	Rindergulasch »ungarisch«
⚡	Rührei mit Speck
✪✪✪	Sauerbraten »rheinisch« mit Sauce
✪✪✪	Schweinekotelett natur, gebraten
✪	Schweineschnitzel paniert, gebraten
✪✪✪	Schweinshaxe geschmort, mit Sauce
✪✪✪	Seelachsfilet im Weinsud
✪✪✪	Spaghetti Bolognese
✪✪✪	Sushi
⚡	Tafelspitz mit Meerrettichsauce
✪✪✪	Tintenfische ausgebacken
⚡	Toast »Hawaii«
✪	Wurstsalat »Schweizer Art«
✪✪✪	Wurstsalat mit Gewürzgurken und Salatöl
⚡	Zwiebelkuchen

Vegetarisch

Bewertung	Lebensmittel
⚡	Blumenkohl gedünstet, mit Bechamelsauce
✪	Camembert gebacken
✪	Französische Zwiebelsuppe
✪	Gazpacho (spanische Gemüsesuppe)
✪✪✪	Gemüserisotto
✪✪✪	Gnocchi mit Tomatensauce
✪✪✪	Griechischer Bauernsalat mit Schafskäse
✪	Grießklößchensuppe
✪	Grüne Nudeln mit Gorgonzolasauce
✪✪✪	Grünkern-Gemüse-Bratling
⚡	Kaiserschmarrn
⚡	Kartoffelgratin
✪✪✪	Kartoffelpuffer mit Apfelmus
⚡	Kartoffelpüree
✪	Kässpätzle
✪✪✪	Obstsalat
⚡	Omelett mit Champignons
✪	Pizza margherita
✪✪✪	Ratatouille
✪✪✪	Rohkostsalat mit Essigmarinade
✪	Rohkostsalat mit Jogurtdressing
✪✪✪	Rote Grütze
✪✪✪	Spaghetti mit Tomatensauce
⚡	Spargel gedünstet, mit Sauce hollandaise
⚡	Spargelcremesuppe
⚡	Topfenknödel
✪	Tomatencremesuppe
⚡	Zwetschgenknödel mit Zucker und Zimt

EINKAUFS-TABELLEN

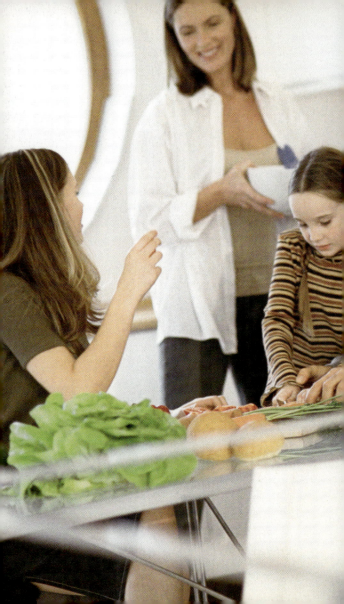

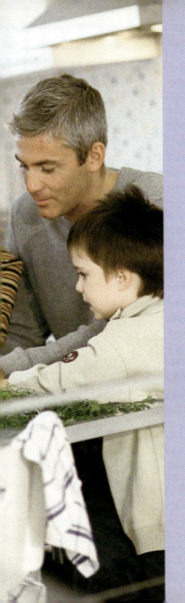

Kochen und unterwegs essen

Ein Restaurantbesuch ist auch bei einer Laktose-Intoleranz gut möglich, wenn Sie Restaurant und Speisen gut auswählen und im Zweifelsfall das Gespräch mit dem Koch suchen.
Worauf Sie beim Außer-Haus-Essen achten sollten, erfahren Sie auf den folgenden Seiten.
Die beste Möglichkeit Laktose aus dem Speiseplan zu verbannen ist jedoch, selbst zu kochen und frische Zutaten zu verwenden. Ab Seite 97 finden Sie Rezepte und Tipps für laktosefreie Gerichte, Gebäck und Snacks.

Kochen und unterwegs essen

Außer Haus essen

Wer immer zu Hause isst und alle Gerichte selbst zubereitet, läuft kaum Gefahr versehentlich Laktose zu sich zu nehmen. Doch jedes Essen, das außer Haus eingenommen wird, sei es im Restaurant, in der Kantine oder am Imbiss-Stand, wird von anderen Menschen zubereitet, die zunächst einmal keine Rücksicht auf persönliche Unverträglichkeiten nehmen.

Restaurant

Auch bei einer Laktose-Intoleranz muss ein schönes Abendessen im Restaurant möglich sein. Entscheidend ist die Auswahl des Restaurants. Wenn Sie schon vor dem Besuch wissen, dass dort laktosefreie Gerichte angeboten werden, können Sie viel gelassener ausgehen. Falls Sie Erfahrung mit Laktase-Präparaten haben, sollten Sie Ihr Präparat auf jeden Fall mit ins Restaurant nehmen.

Restaurantbesuch – so können Sie ihn genießen

Wählen Sie das Restaurant sorgfältig aus. Wenn Sie ein Ihnen unbekanntes Lokal aufsuchen, können Sie vor dem Besuch telefonisch klären, ob es möglich ist, laktosefreie Gerichte zuzubereiten. Wenn Ihre Anfrage positiv beantwortet wird, können Sie dem Restaurant-Besuch optimistisch entgegen sehen. Sie müssen aber immer damit rechnen, dass das Servicepersonal keine Erfahrung mit Laktose-Intoleranz hat. Bleiben Sie hartnäckig und bestehen Sie notfalls darauf, mit dem Koch zu sprechen. Falls Sie den Eindruck haben, Ihr Anliegen wird nicht verstanden, sparen Sie sich lange Erklärungen. In solchen Fällen können Sie auch mal zu einer kleinen Notlüge greifen. Den Begriff »Allergie« kennen fast

Außer Haus essen ▶

alle. Im Notfall leiden Sie dann eben unter einer »Milchallergie«. Es kann passieren, dass der Koch aus Angst, Ihnen das Falsche vorzusetzen, auf Nummer sicher geht. Das kann dann so aussehen, dass Sie nur ein wenig fades Gemüse mit Kartoffeln bekommen.

Wer aus beruflichen Gründen häufig Mahlzeiten außer Haus einnimmt, muss überlegen, wie er bei Geschäftsessen mit dem Thema umgeht. Wenn Geschäftspartner Einladungen aussprechen, können Sie selten mitentscheiden, welches Restaurant aufgesucht wird. Es muss Ihnen nicht peinlich sein, über Ihre Unverträglichkeit zu sprechen. Das Thema sollte aber nicht das Tischgespräch dominieren. Handeln Sie es kurz ab.

Deutsche Küche

Im deutschen Restaurant ist es nicht leicht, laktosefreie Menüs zu genießen. Lassen Sie sich jedoch nicht entmuti-

Gut geeignet	
Vorspeisen	Salate ohne Dressing; klare Brühen und Suppen (unbedingt vergewissern, ob wirklich laktosefrei!).
Hauptgerichte	Schnitzel, Steak, Hähnchenbrust natur ohne Sauce oder Kräuterbutter; Forelle blau; Lachssteak natur.
Beilagen	Reis; Nudeln; Pellkartoffeln (Vorsicht: Alles kann in Butter geschwenkt sein!); Bratkartoffeln; Gemüse natur ohne Sauce und ohne Butter.
Dessert	Obstsalat; Fruchtsorbet; Rote Grütze ohne Vanillesauce oder Eis; Espresso; Kaffee schwarz.

AUSSER HAUS ESSEN

Kochen und unterwegs essen

gen, studieren Sie die Speisekarten und beraten Sie sich mit dem Koch. Häufig gibt es üppige Saucen, meist mit Sahne. Auch Suppen und Salatdressings sind oft mit Sahne verfeinert. Klare Suppen können aufgrund der verwendeten Brühwürfel oder Fertigwürze Laktose enthalten. Gemüse und Kartoffeln werden häufig in Butter geschwenkt. Bei Kroketten kann Laktose in der Panade stecken, und Pommes frites gibt es mit milchhaltiger Knusperhülle. Beim Dessert überwiegen Milchspeisen in Form von Eis und Cremes. Die meisten Obstdesserts werden mit Sahne oder Vanillesauce serviert. Fragen Sie deshalb bei allen Speisen nach, was wirklich drin ist und bestellen Sie im Zweifelsfall Salate ohne Dressing, Schnitzel, Steak oder Obstsalat pur.

Italienisches Restaurant und Pizzeria

Ein Besuch beim Italiener kann trotz Laktose-Intoleranz gut klappen. Nudelgerichte mit Tomatensauce oder Bolognese

Gut geeignet	
Vorspeisen	Minestrone; Tomatensuppe (unbedingt vergewissern, ob wirklich laktosefrei!); (Parma-) Schinken mit Melone; Carpaccio; gegrilltes Gemüse; Bruschetta (geröstetes Brot mit Tomaten); Insalata mista (Essig und Öl extra servieren lassen!).
Primi Piatti und Hauptgerichte	Spaghetti napoli und bolognese; Nudeln und Gnocchi mit Tomaten- oder Gemüsesauce; Penne all'arrabbiata; Spaghetti aglio e olio, evtl. Pizza; gegrilltes Fleisch und gegrillter Fisch mit Kartoffeln und Gemüse; Ossobucco.
Dessert	Obst; Obstsalat; Zabaione; Espresso.

Außer Haus essen ▶

sind laktosefrei. Wer Käse verträgt, kann sich auch an Pizza wagen. Weiße Nudel-Saucen sind immer milch- bzw. sahnehaltig. Pesto ist normalerweise frei von Milchprodukten, manchmal wird es jedoch mit Sahne verfeinert. Traditionell wird Salat in italienischen Restaurants ohne Dressing, aber mit einer Öl- und Essigflasche sowie Salz und Pfeffer serviert. Sie sollten Salat immer auf diese Weise bestellen, dann ist er sicher laktosefrei.

Asiatisches Restaurant

Die meisten Asiaten können keinen Milchzucker vertragen, deshalb wird in den Restaurants auch so gut wie keine Milch verwendet. Die meisten Gemüse-Fleisch-Gerichte aus dem Wok können Sie deshalb unbesorgt genießen. Bei gebackenen oder frittierten Speisen könnte Laktose in der Teighülle stecken. In der indischen Küche kommt häufig Jogurt zum Einsatz, z. B. als Sauce oder in Getränken.

Gut geeignet	
Vorspeisen	Alle klaren Suppen mit Einlage wie Hühnersuppe oder Chinesische Suppe; Sushi.
Hauptgerichte	Gemüse und Fleisch oder Fisch aus dem Wok; Reis- oder Glasnudeln mit Gemüse oder Fleisch; Gedämpfter Fisch, gedämpftes Gemüse; Ente, Peking-Ente; Gerichte mit Tofu.
Dessert	Obstsalat, Obst.

Einladungen

Einladungen zum Essen oder zu Festen müssen Sie nicht ablehnen. Informieren Sie Ihre Gastgeber kurz darüber,

AUSSER HAUS ESSEN

Kochen und unterwegs essen

dass Sie keinerlei Milchprodukte zu sich nehmen können, am besten schon dann, wenn Sie die Einladung annehmen. Gute Freunde haben Verständnis und versuchen sicher, etwas Geeignetes anzubieten. Vielleicht können Sie selbst etwas Passendes beisteuern, damit die Gastgeber sehen, dass es feine milchfreie Speisen gibt.

Wenn Sie selbst Gastgeber sind, dann können Sie vorsorgen. Ihren Gästen wird nichts fehlen, wenn ausschließlich milchzuckerfreie Speisen und Getränke angeboten werden. Außerdem muss sich nicht immer alles ums Essen drehen, gute Freunde kann man auch zu einem Spieleabend einladen.

REZEPT

Schoko-Kirsch-Muffins

120 g Weizenvollkornmehl, 140 g Weizenmehl (Type 405), 2 TL Backpulver, $\frac{1}{4}$ TL Natron, 50 g gemahlene Haselnüsse und 50 g gehackte laktosefreie Schokolade gut mischen. In einer anderen Schüssel 2 Eier, 125 g laktosefreie Margarine, 130 g Zucker und 250 g Sojajogurt natur (Yofu) verrühren. Die trockenen mit den feuchten Zutaten gut mischen. Dann 200 g abgetropfte Sauerkirschen aus dem Glas unterheben. Teig in gefettete Muffinförmchen geben und im vorgeheizten Backofen bei 180 °C (Umluft 160 °C) 20–25 Minuten backen. Muffins in der Form 5 Minuten auskühlen lassen, dann erst herausnehmen.

! In der Margarine und in der Schokolade kann Laktose enthalten sein.

Unterwegs und zwischendurch

Wer viel unterwegs ist, muss gut planen, um sicher laktosefreie Mahlzeiten einnehmen zu können. Der kleine Hunger zwischendurch ist eigentlich leicht zu stillen. Denn das Angebot an Imbiss-Ständen, Bäckereien und Schnellrestaurants ist groß. Auf der sicheren Seite sind Sie, wenn Sie immer einen laktosefreien Snack in der Tasche haben. Obst, laktosefreie Müsli- oder Früchteriegel oder ein belegtes Brötchen sind gut geeignet. Ob der Imbiss oder das Schnellrestaurant laktosefreie Mahlzeiten anbietet, müssen Sie erst herausfinden. Das ist manchmal schwierig, da die meisten Produkte vorgefertigt sind. Fragen Sie trotzdem nach. Ein Hamburger beispielsweise kann je nach Anbieter Laktose enthalten oder auch nicht.

Die Tabelle »Imbiss und kleine Snacks« in diesem Buch (Seite 80) hilft weiter. Da aber hier nicht alle erhältlichen Produkte aufgeführt sind, müssen Sie im Einzelfall nachfragen. Wenn die entsprechenden Informationen zur Verfügung gestellt werden, lässt sich eine persönliche »Unterwegs-Liste« zusammenstellen.

Bei der Arbeit

Am Schreibtisch nebenbei ein Müsliriegel, in der Mittagspause schnell eine Currywurst, am Nachmittag ein Glas Sekt und ein paar Häppchen beim kleinen Umtrunk mit Kollegen, kommt Ihnen das bekannt vor? Auch wenn der Arbeitsalltag stressig ist und ein Termin den anderen jagt, ein bisschen Zeit fürs Essen muss sein. Mit ein wenig Planung schaffen Sie es leicht, sich laktosefrei zu ernähren.

Kochen und unterwegs essen

In der Kantine

Ein gemeinsames Essen mit den Kollegen lockert den Arbeitsalltag auf. Schön, wenn es eine gute Kantine gibt. Doch ob laktosefreie Gerichte angeboten werden, müssen Sie erst herausfinden. Wie im Restaurant auch, müssen Sie hartnäckig nachfragen. Wenn Sie regelmäßig in der Kantine essen möchten, sollten Sie sich nicht scheuen, den Küchenchef aufzusuchen. Er weiß, welche Produkte verarbeitet

TIPP

Kantine – so wird's laktosefrei

▌ Bedienen Sie sich am Salatbuffet mit Salaten ohne Dressing. Wenn kein laktosefreies Dressing zu bekommen ist, können Sie zu Hause eines zubereiten und mitnehmen.

▌ Wählen Sie Fleisch und Fisch natur, ohne Panade und ohne Sauce.

▌ Geeignete Beilagen sind Nudeln, Reis oder Kartoffeln. Vorsicht: Alles kann in Butter geschwenkt sein. Fragen Sie nach!

▌ Kroketten können in der Panade Laktose enthalten, auch Pommes frites sind nicht immer laktosefrei.

▌ Bratkartoffeln sind meist laktosefrei. Fragen Sie nach dem verwendeten Fett.

▌ Lassen Sie sich Gemüse ohne Sauce reichen. Pur ist es laktosefrei. Mögliche Laktosequellen sind Gemüse- oder Fleischbrühe, Gewürzmischungen, Butter.

▌ Aufläufe und Eintöpfe bergen immer ein gewisses Risiko, da Sie nicht abschätzen können, welche Zutaten enthalten sind.

▌ Desserts basieren häufig auf Milchprodukten. Wählen Sie frisches Obst oder bringen Sie Ihr milchfreies Dessert mit.

Außer Haus essen ▶

werden und kann Ihnen sagen, welche Zutaten enthalten sind. Vielleicht können Sie gemeinsam einige Gerichte ausfindig machen, die für Sie geeignet sind.

Selbstversorgung

Wenn es im Betrieb keine Kantine gibt, dann haben Sie bestimmt schon verschiedene Varianten der Selbstversorgung ausprobiert. Vielleicht bieten Imbiss-Stände oder Restaurants in der Nähe laktosefreie Gerichte an. Die bessere Variante ist häufig das Selbstgemachte. Das macht zwar ein bisschen Arbeit, bei guter Planung hält sich der Zeitaufwand jedoch in Grenzen. Planen Sie bei der Zubereitung des Abendessens schon das Mittagessen für den nächsten Tag ein. Wenn es Nudeln oder Reis gibt, kann man einfach die entsprechende Menge mehr kochen und für den nächsten Tag einen Nudel- oder Reissalat zubereiten.

Nicht nur belegte Brote

Hier einige Tipps für die Selbstversorgung:

▌ Belegen Sie Brote nicht schon am Abend. Nehmen Sie Brot und Belag getrennt mit. Beides bleibt in Frischhaltefolie oder einer gut schließbaren Dose frisch.

▌ Peppen Sie Ihre Brote kurz vor dem Verzehr mit Radieschen, Paprikastreifen, Kresse oder Gurkenscheiben auf. Das bringt Frische und Vitamine.

▌ Probieren Sie verschiedene Brotaufstriche aus. Es gibt im Handel zahlreiche laktosefreie Aufstriche.

▌ Sie können auch selbst Brotaufstriche zubereiten, z.B. auf Getreidebasis, mit Hülsenfrüchten wie Linsen oder Kichererbsen oder mit getrockneten Tomaten.

▌ Probieren Sie mal Gemüsesticks (aus Möhren, Paprika, Kohlrabi) mit Tofu oder Avocadodip.

▌ Salat lässt sich gut mitnehmen. Er muss jedoch im Kühlschrank aufbewahrt werden. Nehmen Sie Salat und Dressing immer getrennt mit. Gut geeignet sind Blattsalate,

AUSSER HAUS ESSEN

Kochen und unterwegs essen

Möhren, Kohlrabi, Fenchel, Tomaten oder Gurken. Das Gemüse können Sie gut am Abend schon zerkleinern. In einer gut verschließbaren Box hält es sich frisch. Auch das Dressing lässt sich gut vorbereiten.

- Sattmacher-Salate wie Nudel-, Reis- oder Kartoffelsalat bringen Sie ebenfalls gut durch den Arbeitstag. Ergänzen Sie die Salate immer mit Gemüse und frischen Kräutern.
- Planen Sie Zwischenmahlzeiten ein. Das kann ein Stück Obst, ein belegtes Brötchen oder ein Früchteriegel sein.
- Vergessen Sie das Trinken nicht. Kaffee und (schwarzer) Tee sind keine Getränke, sondern Genussmittel. Wasser, Fruchtsaftschorle, Kräuter- und Früchtetees sind ideal.

Täglich ein warmes Essen – das muss nicht unbedingt sein. Eine gute Versorgung mit allen wichtigen Nährstoffen ist mit kalten und warmen Speisen gleichermaßen möglich. Wer mittags nur Brote und Salat zu sich genommen hat, der möchte vielleicht am Abend ein warmes Essen genießen. Das kann sehr entspannend sein. Denn bei selbst zubereiteten Speisen aus frischen Zutaten können Sie sicher sein, dass sie laktosefrei sind.

REZEPT

Laktosefreies zum Mitnehmen

Italienischer Nudelsalat (1 Portion)

80 g Nudeln kochen, kalt abschrecken und abtropfen lassen. 30 g getrocknete Tomaten klein schneiden, 50 g Rucola und 1 EL Basilikumblätter grob zerkleinern. 1 EL Olivenöl mit 2 TL Balsamicoessig, Salz und Pfeffer verrühren und über die Nudeln gießen. Restliche Zutaten dazugeben, gut mischen. 1 EL Pinienkerne in einer Pfanne ohne Fett rösten und vor dem Verzehr über den Salat streuen.

Selbst kochen

Kochen entspannt und macht Laune. Betrachten Sie Kochen nicht länger als lästiges Übel, sondern als schönen Zeitvertreib. Wenn Sie selbst kochen und nur frische Zutaten verwenden, können Sie in jedem Fall eine laktosefreie Mahlzeit genießen. Manchmal bietet es sich an, gleich auf Vorrat zu kochen und eine oder zwei Portionen einzufrieren. Wenn es dann schnell gehen muss, können Sie zum selbst gemachten Fertiggericht greifen. Wenn Sie wirklich weder Zeit noch Lust zum Kochen haben und auf ein gekauftes Fertiggericht ausweichen möchten, sollten Sie sich vergewissern, dass das Produkt laktosefrei ist.

Küchentipps für Einsteiger

Das selbst gekochte Essen soll in erster Linie gut schmecken und gute Laune machen. Selbstverständlich muss es auch laktosefrei sein. Es soll aber auch satt machen, den Körper mit den wichtigsten Nährstoffen versorgen und möglichst gut bekömmlich sein. Damit Genuss und Gesundheit stimmen, hier ein paar Grundregeln.

So frisch wie möglich

Obst und Gemüse enthalten am meisten Vitamine und bioaktive Stoffe, wenn es ganz frisch verwendet wird. Verwelktes Gemüse sollten Sie liegen lassen. Dann ist Tiefkühlgemüse die bessere Wahl. Richten Sie sich beim Einkauf nach den Jahreszeiten und achten Sie auf die Angebote der Saison. Obst und Gemüse sind dann günstiger, schmecken besser und enthalten mehr wertvolle Vitalstoffe.

Kochen und unterwegs essen

Kurz und nährstoffschonend lagern

Licht, Sauerstoff und Wärme schaden den meisten Vitaminen. Wenn Sie Obst und Gemüse zu Hause lagern, sollte die Aufbewahrung kühl und dunkel erfolgen. Die meisten Gemüsesorten lassen sich gut verpackt in einem Frischhaltebeutel oder einer Kunststoffbox im Kühlschrank aufbewahren. Ausnahmen: Tomaten, Paprika und Gurken. Auch Zitrusfrüchte, Bananen, Zwiebel und Knoblauch gehören nicht in den Kühlschrank.

Sorgsam waschen und putzen

Viele Vitamine und bioaktive Stoffe liegen direkt unter der Schale. Äpfel, Birnen, Tomaten oder Zucchini werden deshalb am besten mit der Schale gegessen. Schälen oder zerkleinern Sie Obst und Gemüse erst nach dem Waschen. Wenn Obst und Gemüse lange im Wasser liegen, werden wasserlösliche Inhaltsstoffe herausgelöst und mit dem Waschwasser weggeschüttet.

Erst direkt vor der Zubereitung zerkleinern

Zerkleinertes Obst und Gemüse ist besonders anfällig für die vitaminzerstörende Wirkung von Luftsauerstoff, Wärme und Licht. Schneiden Sie die Zutaten deshalb erst kurz vor dem Zubereiten klein und bereiten Sie für Rohkostsalate zuerst das Dressing zu.

Zeit sparen mit der Mikrowelle

Kleine Mengen sind in der Mikrowelle schnell gegart und die Nährstoffe werden geschont. Ihr Haupteinsatzgebiet ist jedoch das Erwärmen und Auftauen von Speisen. Beim schnellen Aufwärmen einzelner Portionen oder Fertiggerichte ist sie unschlagbar. Vitamine bleiben besser erhalten als beim Erwärmen auf dem Herd.

Selbst kochen ▶

REZEPT

Fisch-Gemüse-Ragout (2 Portionen)

250 g Kabeljaufilet in Würfel schneiden, mit etwas Zitronensaft beträufeln, leicht salzen und pfeffern. 1 rote Paprikaschote, 2–3 Fleischtomaten, 1 mittelgroßen Zucchino waschen und in Würfel schneiden. 1 Zwiebel und 1 Knoblauchzehe fein hacken. Zwiebeln und Knoblauch in 1 EL Olivenöl andünsten, Zucchini- und Paprikawürfel zugeben und etwa 5 Minuten dünsten. 1 EL Tomatenmark unterrühren, 100 ml Gemüsebrühe angießen. Fischwürfel zum Gemüse geben. Tomaten ebenfalls zugeben und das Ganze bei geringer Hitze knapp 10 Minuten garen. Ragout vom Herd nehmen und 1 EL gehackte glatte Petersilie unterrühren. Mit Salz und Pfeffer abschmecken. Dazu passen Nudeln oder Reis.

! In der Gemüsebrühe kann Laktose enthalten sein.

Laktosefrei – so geht's

Wenn Sie ab jetzt Laktose und damit alle laktosehaltigen Lebensmittel von Ihrem Speiseplan streichen, bedeutet das nicht, dass nur noch fade Diätkost übrigbleibt. Durchforsten Sie mal Ihre Lieblingsrezepte. Sie werden sehen, viele davon sind ohnehin laktosefrei oder können problemlos laktosefrei werden. Aus Gewohnheit wird fast jede Sauce mit Sahne verfeinert. Fällt diese weg, dann schmeckt die Sauce zunächst vielleicht ungewohnt oder gar fade. Die Umstellungsphase ist für viele besonders schwierig, da der Verzicht auf Gewohntes schwer fällt. Experimentieren Sie mit neuen Gerichten, zum Beispiel aus der asiatischen Küche.

SELBST KOCHEN

Kochen und unterwegs essen

Denn Asiaten leiden zu 90 Prozent an Milchzuckerunverträglichkeit und kochen deshalb ohne Milchprodukte. Auch die meisten Gerichte aus der Mittelmeerküche (Italien, Griechenland, Spanien) kommen in Frage. Eine klassische Sauce Bolognese braucht weder Milch noch Sahne.

REZEPT

Gemüse mit Hähnchenbrust aus dem Wok (2 Portionen)

200 g Hähnchenbrust in Streifen schneiden. 2 mittelgroße Möhren in Scheiben schneiden, 50 g Champignons vierteln, 2 Frühlingszwiebeln und 200 g Chinakohl in Streifen schneiden. 1 Knoblauchzehe und ein kleines Stück frischen Ingwer fein hacken. 100 ml Hühner- oder Gemüsebrühe mit 2 EL Sojasauce, 1 TL Sesamöl, 2 EL Sherry und 1/2 TL Speisestärke verrühren.

Den Wok erhitzen und darin 1 EL Sojaöl sehr heiß werden lassen. Fleisch kurz braten, bis es fast durch ist, herausnehmen und warm stellen. Ingwer und Knoblauch im verbliebenen Öl anbraten, dann unter ständigem Rühren Möhren, Champignons und Frühlingszwiebeln zugeben, 2 Minuten braten. Zum Schluss Chinakohl noch 1 Minute unter Rühren mitbraten. Vorbereitete Sauce angießen, aufkochen lassen. Fleisch zugeben und bei starker Hitze noch 1 Minute mit dem Gemüse mischen, evtl. noch mit Sojasauce abschmecken. Mit Reis servieren.

Für dieses Gericht eignet sich auch eine tiefgefrorene Asia-Gemüsemischung. Sie sollte jedoch ungewürzt und ohne Sauce sein.

! In der Brühe kann Laktose enthalten sein.

Selbst kochen ▶

Vielfältiger Milchersatz

Milchkaffee, Pudding, Früchtejogurt oder ein Klacks Sahne zum Kuchen, das alles geht nicht ohne Laktose. Wenn Sie sich allzu sehr nach diesen Dingen sehnen, können Sie entsprechende Ersatzprodukte versuchen. Bedenken Sie jedoch, dass auch das beste Ersatzprodukt allenfalls näherungsweise an das Original herankommt und seien Sie nicht enttäuscht, wenn der Sojapudding etwas anders schmeckt als der Milchpudding. Versuche lohnen sich aber allemal. Ein fertig gekaufter Sojapudding mit Schokoladengeschmack kommt dem »normalen« Pudding schon sehr nahe.

Milchersatzprodukte		
Basis	Produkte	Einsatzgebiet
Soja	Soja Drink pur	Getränk, in Kaffee, für Müsli, Pudding oder Desserts
	Soja Drink mit Früchten, Aroma	Getränk, für Müsli, Mixgetränke, Basis für Desserts
	Tofu	Basis für Bratlinge, Dips, Desserts, kann gebraten werden
	Yofu (jogurtähnlich) pur, mit Früchten, Aroma	Jogurtersatz, Dessert, für Müsli
	Soja Desserts	Dessert
	Crème fraîche- und Sahne-ähnliche Erzeugnisse	zum Kochen, für Saucen, Crème fraîche- und Sahne-Ersatz
	Coffee Creamer	in Kaffee
Reis	Reisdrink pur, mit Aroma	Getränk, Basis für Pudding oder Desserts, zum Kochen und Backen

SELBST KOCHEN

Kochen und unterwegs essen

Milchersatzprodukte		
Basis	**Produkte**	**Einsatzgebiet**
Hafer	Haferdrink pur, mit Aroma	Getränk, Basis für Pudding oder Desserts, zum Kochen und Backen
pflanzliches Fett	Leha Schlagfit	Sahneersatz, kann aufgeschlagen werden
Kokosnuss	Kokosmilch	Basis für Desserts, zum Kochen

Die Produkte sind in Supermärkten, Naturkostläden, Reformhäusern, über Versandhandel und teilweise auch in Asien-Läden erhältlich.

Kuchen und Kekse milchzuckerfrei

Zahlreiche gängige Kuchen-, Keks- und Plätzchenrezepte sind milchfrei. Wenn Sie Ihre Backrezepte durchforsten, werden Sie viele geeignete Rezepte finden. Ein klassischer Mürbeteig braucht keine Milchprodukte, Biskuitteig ist ebenfalls laktosefrei und auch viele Rührkuchen kommen ohne Milch aus.

TIPP

Backen ohne Milch

- **Biskuitteig** ohne Milchprodukte (Beim Butterbiskuit kann Butter durch milchfreie Margarine ersetzt werden)
- **Blätterteig** üblicherweise wird Butter verwendet, bei Verwendung von Margarine ist der Geschmack nicht so überzeugend
- **Brandteig** milchfreie Margarine anstelle von Butter

Selbst kochen ▶

▪ Hefeteig	Wasser anstelle von Milch, milchfreie Margarine anstelle von Butter, evtl. ein Eigelb mehr verwenden als im Rezept angegeben
▪ Mürbeteig	milchfreie Margarine anstelle von Butter
▪ Rührteig	meist ohne Milchprodukte, falls Milch im Rezept angegeben: durch Wasser oder evtl. Sojamilch ersetzen
▪ Strudelteig	ohne Milchprodukte

Und der Rest der Familie?

Auch wenn nur ein Familienmitglied von der Laktose-Intoleranz betroffen ist, ist es sinnvoll, die meisten Gerichte für die Familie laktosefrei zu kochen. Das macht es für die Köchin oder den Koch einfacher. Diejenigen Familienmitglieder, die keine Probleme mit Laktose haben, können

REZEPT

Apfel-Auflauf (4 Portionen)

4 Eier trennen, Eigelb mit 5 EL gemahlenen Haselnüssen, 4 EL Haferflocken, 2 EL Rosinen, 1 TL Zimt und 4 EL Zucker verrühren. 3 große Äpfel schälen, vom Kernhaus befreien und grob raspeln. Apfelraspel mit der Eigelb-Nuss-Masse mischen. Eiweiße steif schlagen und vorsichtig unter die Masse heben. Masse in eine gefettete Auflaufform füllen und bei 180 °C ca. 30 Minuten backen. Noch warm servieren und Vanillesauce (mit Sojamilch oder laktosefreier Milch zubereitet) dazu reichen.

SELBST KOCHEN

Kochen und unterwegs essen

Milchprodukte als Dessert oder Zwischenmahlzeit zu sich nehmen oder wenn sie nicht mit der Familie essen. Für das Familienmitglied mit Laktose-Intoleranz ist es vor allem in der ersten Zeit schwierig, auf gewohnte Speisen zu verzichten. Das Ganze fällt noch schwerer, wenn alle anderen weiterhin die gewohnten Speisen zu sich nehmen, der Betroffene aber dabei zusehen muss.

Schnell gekocht

Mit etwas Planung und guter Vorbereitung steht im Nu ein Essen auf dem Tisch. Natürlich ist das dann kein Drei-Gänge-Menü, aber eine schmackhafte Mahlzeit allemal. Wenn nur für eine oder zwei Personen gekocht wird, sind Ein-Pfannen- und Ein-Topf-Gerichte ideal. Das spart zusätzlich Geschirr.

Kochen Sie auf Vorrat. Bei Salatsaucen kann meist die doppelte oder dreifache Menge zubereitet werden. Der Rest hält sich gut ein paar Tage im Kühlschrank. Auch bei Nu-

REZEPT

Pasta mit Tomaten-Rucola-Sauce
(2 Portionen)

1 kleine Zwiebel und 1 Knoblauchzehe fein hacken, in 1 EL Olivenöl glasig dünsten. 3 Fleischtomaten häuten, in kleine Würfel schneiden, dazugeben, etwas einkochen lassen. Mit Salz und Pfeffer würzen. 1/2 Bund Rucola waschen. 200 g Nudeln kochen, kurz vor Ende der Garzeit Rucola ins Kochwasser geben. Nudeln und Rucola abgießen und sofort mit der Sauce mischen. Dazu evtl. frisch geriebenen Parmesan reichen.

deln, Reis oder Kartoffeln kann man gleich eine größere Menge kochen. Aus Reis oder Nudeln lassen sich leckere Salate bereiten, die ein prima Mitnahmegericht fürs Büro oder ein leckeres Abendessen abgeben. Suppen, Eintöpfe, Pastasaucen, Gemüsequiche oder Gulasch – viele Gerichte lassen sich ausgezeichnet einfrieren. Kochen Sie die doppelte Menge und bestücken Sie damit Ihren Gefrierschrank. Dann haben Sie immer einen Vorrat an Lieblingsgerichten.

Vitamine fix und fertig

Viele Gemüsesorten gibt es fix und fertig aus der Tiefkühltruhe. Zwei Varianten werden angeboten: Natur oder fertig zubereitet mit Sauce und Gewürzen. Wählen Sie die Natur-Variante oder die in den Tabellen aufgeführten Produkte. Denn Saucen oder Gewürzmischungen können Laktose enthalten.

Gemüse pur lässt sich für unterschiedliche Gerichte und Geschmacksrichtungen verwenden. Denken Sie daran, dass die Hersteller hin und wieder ihre Rezepturen ändern. Was heute laktosefrei ist, ist es vielleicht schon morgen nicht mehr. Lesen Sie deshalb immer die Zutatenliste, auch bei Produkten, die Sie regelmäßig kaufen und fragen Sie von Zeit zu Zeit beim Hersteller nach, ob Ihr Lieblingsprodukt noch laktosefrei ist. Hinsichtlich des Vitamingehalts schneidet Tiefkühlgemüse sehr gut ab, da es in der Regel erntefrisch gefrostet wird.

Auch fertig geputzte Salate werden im Handel angeboten. Diese Salate sollten unbedingt frisch sein. Bei zu langer und ungünstiger Lagerung – das heißt nicht kühl und dunkel – kommt es zu deutlichen Vitaminverlusten. Außerdem können die Salate auch mit Keimen belastet sein. Das Dressing zum Salat gibt es ebenfalls fix und fertig und in großer Auswahl. Leider gibt es nur wenige laktosefreie Sorten. Gehen Sie auf Nummer sicher und bereiten Sie Ihr Dressing selbst zu.

Kochen und unterwegs essen

REZEPT

Walnuss-Orangen-Dressing

4 EL Walnussöl, 2 EL Rapsöl, 4 EL Weißweinessig, 5 EL Orangensaft, 1 TL Senf, 1/2 TL Salz, Pfeffer, 1 TL Honig.

Das Dressing passt gut zu Blattsalaten und hält sich im Kühlschrank etwa eine Woche. Streuen Sie vor dem Servieren noch einige gehackte Walnüsse über den Salat.

! Im Senf kann Laktose enthalten sein.

Fertigprodukte

Wenn es ganz schnell gehen muss, darf es auch mal ein Fertiggericht sein. In puncto Nährstoffe schneiden Fertiggerichte aus der Tiefkühltruhe am besten ab. Durch schnelles Einfrieren bleiben die meisten Vitamine gut erhalten. Dosen- und Tütengerichte sind hier nicht so gut. Wer bereits auf Spuren von Laktose reagiert, sollte Fertiggerichte meiden. Denn die meisten Unternehmen der Lebensmittelbranche stellen auf ihren Anlagen unterschiedliche Produkte her. So kann es immer vorkommen, dass aus der vorangegangenen Produktion geringe Mengen von Milchprodukten in die nachfolgenden – an sich milchfreien – Produkte gelangen. Wer geringe Mengen an Laktose toleriert und sich deshalb an Fertiggerichte wagen kann, sollte immer die Zutatenliste studieren. Wenn Sie Ihr Lieblingsprodukt nicht in den Tabellen finden, sollten Sie immer beim Hersteller nachfragen. Fast alle Unternehmen teilen bereitwillig mit, ob ein Produkt Laktose enthält oder nicht.

Adressen und Internetseiten, die weiterhelfen ▶

Anhang

Adressen und Internetseiten, die weiterhelfen

Bei verpackten Lebensmitteln finden Sie auf dem Etikett die Adresse des Herstellers und in vielen Fällen auch eine Telefonnummer für Fragen nach Inhaltsstoffen sowie die Internetadresse.

www.aid.de

Infodienst Verbraucherschutz, Ernährung, Landwirtschaft und Forsten. Informationen über Lebensmittelgesetzgebung, Lebensmittelinhaltsstoffe, Zusatzstoffe, Schadstoffe und gesunde Ernährung

www.libase.de

Privates Internetforum für Laktose-Intoleranz-Betroffene unter anderem mit Adressen von Selbsthilfegruppen, Rezepten, Informationen zu Laktase-Präparaten und einer umfangreichen Literaturliste.

NAKOS

Nationale Kontakt- und Informationsstelle zur Anregung und Unterstützung von Selbsthilfegruppen
Wilmersdorfer Straße 39
D-10627 Berlin
Tel: 030/31018960, Fax: 030/31018970
www.nakos.de

Anhang

Neuform Vereinigung Deutscher Reformhäuser (VDR) e. G.
Waldstraße 6
61440 Oberursel
Tel. 0 61 72/30 03–0
www.neuform.de

Erhältlich ist eine Broschüre mit Zutaten bzw. Allergieinformationen von Reformhausprodukten.

www.oekoinform.de

Produktdatenbank für ökologische Produkte. Eingetragen sind über 20.000 Produkte mit Zutatenlisten, teilweise extra Informationen zu Allergenen, Herstelleradressen und Links zu den Herstellern.

Bibliografische Information
der Deutschen Bibliothek
Die Deutsche Bibliothek verzeichnet diese
Publikation in der Deutschen Nationalbibliographie; detaillierte bibliografische Daten
sind im Internet
über http://dnb.ddb.de abrufbar.

Programmplanung:
Uta Spieldiener
Umschlaggestaltung :
CYCLUS Visuelle Kommunikation, Stuttgart

Bildnachweis:
Umschlagfoto: Agentur StockFood
Fotos im Innenteil: Archiv der Thieme
Verlagsgruppe

Die abgebildeten Personen haben in keiner
Weise etwas mit der Erkrankung zu tun.

Die Ratschläge und Empfehlungen dieses
Buches wurden vom Autor und Verlag nach
bestem Wissen und Gewissen erarbeitet und
sorgfältig geprüft. Dennoch kann eine Garantie nicht übernommen werden. Eine Haftung
des Autors, des Verlages oder seiner Beauftragten für Personen-, Sach- oder Vermögensschäden ist ausgeschlossen.

3., überarbeitete Auflage

© 2004, 2008 TRIAS Verlag in MVS
Medizinverlage Stuttgart GmbH & Co. KG
Oswald-Hesse-Straße 50, 70469 Stuttgart

Printed in Germany 2006

Satz: Fotosatz Buck, Kumhausen
gesetzt in QuarkXPress
Druck: Westermann Druck Zwickau GmbH,
Zwickau

Gedruckt auf chlorfrei gebleichtem Papier

ISBN 978-3-8304-3456-6

Das Werk, einschließlich aller seiner Teile, ist
urheberrechtlich geschützt. Jede Verwertung
außerhalb der engen Grenzen des Urheberrechtsgesetzes ist ohne Zustimmung des
Verlages unzulässig und strafbar. Das gilt
insbesondere für Vervielfältigungen, Übersetzungen, Mikroverfilmungen und die Einspeicherung und Verarbeitung in elektronischen Systemen.

1 2 3 4 5 6

UNSER LESER-SERVICE FÜR SIE

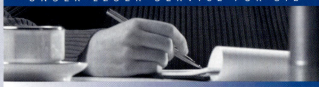

Liebe Leserin, lieber Leser,

wir freuen uns, dass wir Ihnen mit diesem Buch weiterhelfen konnten. Fragen zum Inhalt dieses Buches leiten wir gern an die Autorin oder den Autor weiter.

Auch Anregungen und Fragen zu unserem Programm wie auch Ihre Kritik sind uns herzlich willkommen!

Denn: **Ihre Meinung zählt.**
Deshalb zögern Sie nicht – schreiben Sie uns!

Ihre

Uta Spieldiener

▌ Adresse:	Lektorat TRIAS Verlag
	Postfach 30 05 04
	70445 Stuttgart
▌ E-Mail Leserservice:	heike.bacher@medizinverlage.de
▌ Fax:	0711-8931-748

Gut essen bei Allergie und Laktose-Intoleranz

TRIAS verordnet Genuss

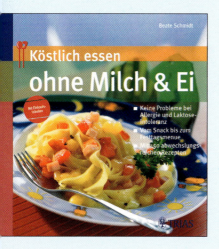

- **Tolle Rezepte:** Alle Tricks und Kniffs einer allgergenarmen Küche

- **Wichtiges Basiswissen:** Konkrete Infos, worauf Sie beim Essen und Trinken achten müssen

- **Rundum gut versorgt:** 185 originelle Koch- und Backideen

Beate Schmitt
Köstlich essen ohne Milch und Ei
€ 19,95 [D] / CHF 34,90
ISBN-10: 3-8304-3316-6
ISBN-13: 978-3-8304-3316-3

In Ihrer Buchhandlung oder bei TRIAS in
MVS Medizinverlage Stuttgart
Postfach 30 05 04
70445 Stuttgart
www.trias-gesundheit.de

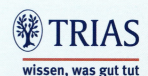

TRIAS — wissen, was gut tut

Das Grundlagenbuch zur Laktose-Intoleranz:

Was Sie wissen müssen!

1600 laktose-freie Produkte auf einen Blick

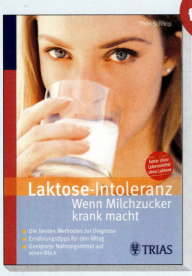

- Wichtige Basisinformationen über die verschiedenen Formen von Laktose-Intoleranz

- So kommen Sie schnell und sicher zur richtigen Diagnose

- Zahlreiche wichtige Tipps für den Alltag: Z.B. wie meide ich Laktose, wie erhöhe ich meine Toleranzgrenze oder wie ersetze ich laktosehaltige Produkte

Thilo Schleip
**Laktose-Intoleranz:
Wenn Milchzucker krank macht**
112 Seiten, 24 Abbildungen
€ 12,95 [D] / CHF 22,70
ISBN-10: 3-8304-3240-2
ISBN-13: 978-3-8304-3240-1

In Ihrer Buchhandlung oder bei TRIAS in
MVS Medizinverlage Stuttgart
Postfach 30 05 04
70445 Stuttgart
www.trias-gesundheit.de

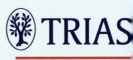